JN040639

1分 美肌みそ汁

BEAUTIFUL SKIN MISO SOUP

実践料理研究家・みそ探訪家
岩木みさき

消化器内科 医師
工藤あき

Gakken

実は、肌にうれしい効果満載！

みそ汁は「飲む美容液」です

昔から日本の食卓には欠かせないみそ汁。
みそ汁に含まれる〝みそ〟は体にいいことで知られていますが、
実は、美肌を作るパワーが満載！
アミノ酸のバランスが抜群の良質なたんぱく質が多く、
美白効果や、うるおいを高める効果があることもわかっています。
そんなみそに、肌のお悩みに合う具材を組み合わせれば、
まさに「飲む美容液」ともいえる美肌みそ汁の出来上がり！
みそ汁の美肌効果がどれだけすごいのか、あなたの肌で体感してください！

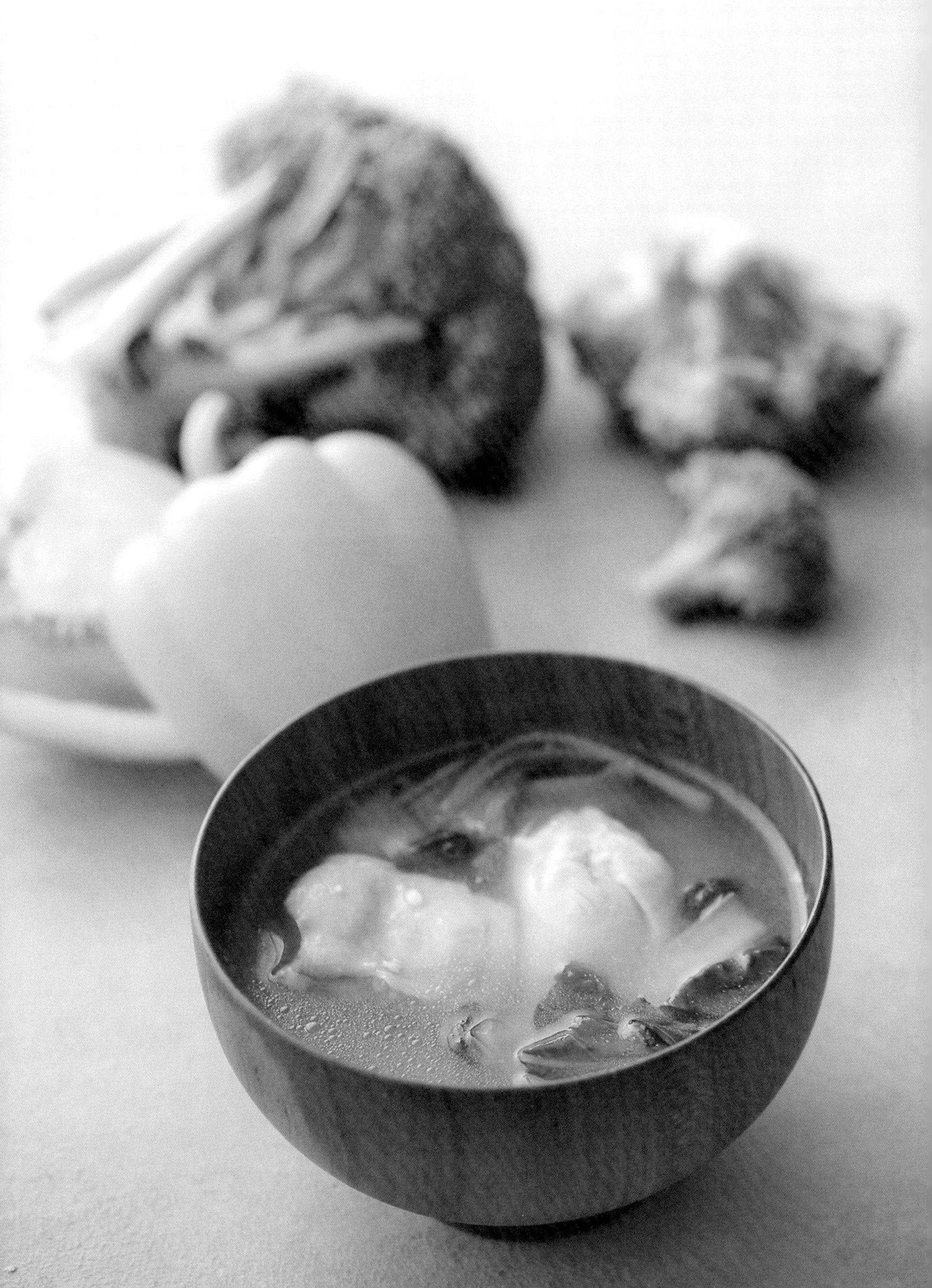

1分美肌みそ汁とは？

美肌になれる&続けやすい工夫がギュギュッ！

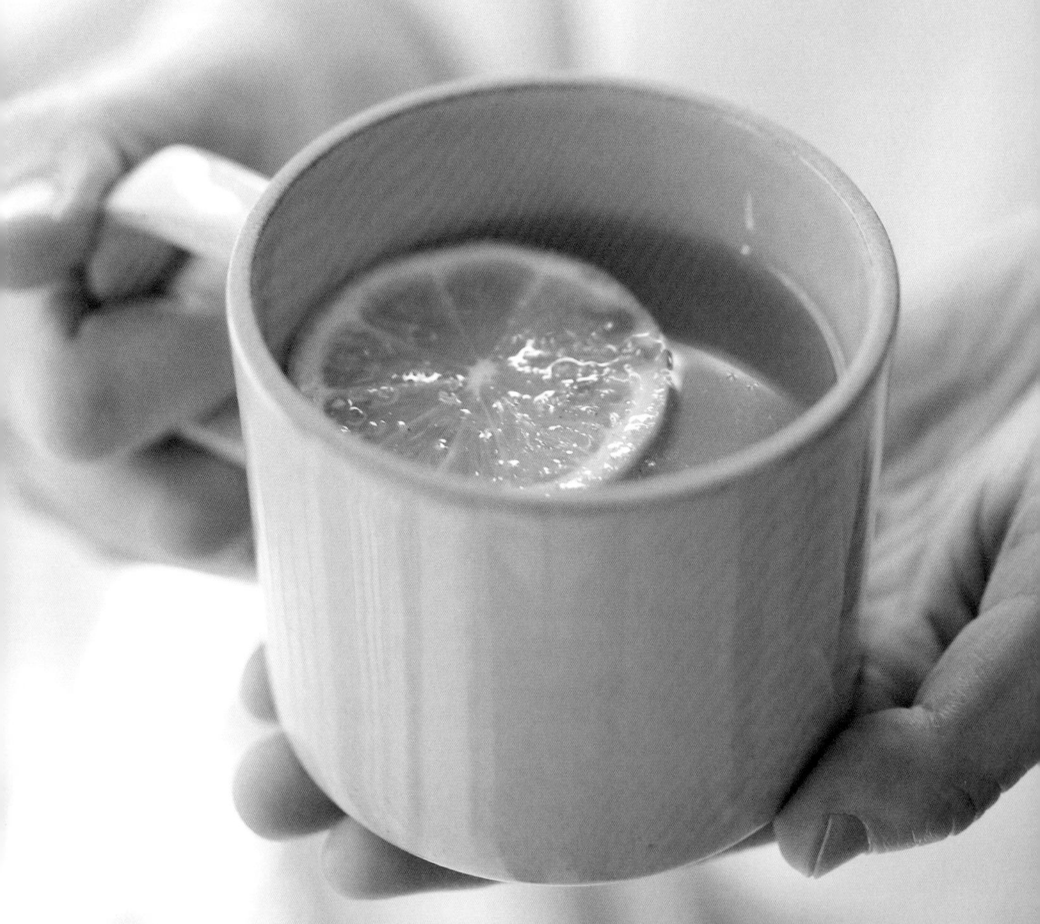

＼1分美肌みそ汁のここがすごい！／

肌の悩みを解決する W食材を具に使用

1分美肌みそ汁で使う食材は主に2種類。「美白にはビタミンC×抗酸化食材」など、肌のお悩み別に最強の組み合わせを提案しています。

おいしい昆布だしでこってり味覚の脳をリセット

昆布は新陳代謝を高めるミネラルが豊富なうえ、うま味が強く満足度が高いのが特徴。腸内環境を悪化させやすい、脂質過多の食生活をリセットしてくれます。

美腸みそ汁で、体の巡りを促す

体に滞りがあると、栄養が肌まで届きません。そこで便秘解消に効く美腸みそ汁を紹介。「体にとって余分なものは出し、いいものを入れる」を実践します。

簡単に作れるから続けやすい

生食できる食材や冷凍野菜などを使い、調理時間を短縮。手間もかからないので毎日続けられます。食事のお供はもちろん、間食やティータイムにもどうぞ！

1分美肌みそ汁とは、
みその持つ美肌パワーを
最大限引き出すみそ汁です。
ミネラル豊富な昆布だしを使い、
こってり味覚に慣れている脳をリセット。
具材は主に2種類で、肌トラブルの解決に役立つ
食材の組み合わせを厳選しています。
しわ、たるみ、吹き出物など、メニューは
お悩み別に選べます。
1分で手軽に作れる工夫を凝らしていますが、
おいしさは一切妥協していません。
パッと作って、サッと飲む。
だから無理せず続けられる。
そんな新しいみそ汁スタイルを、
習慣にしていきましょう。

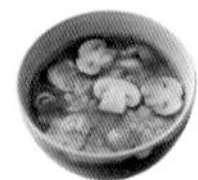
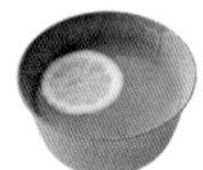

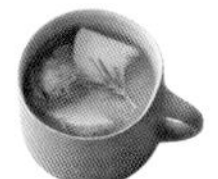 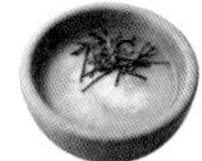 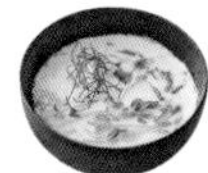 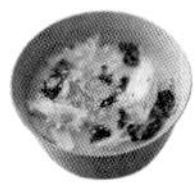 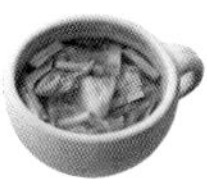

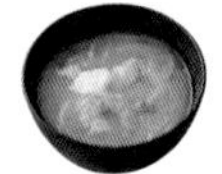 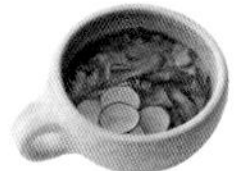 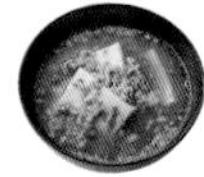 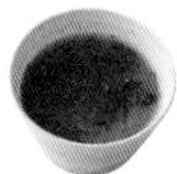 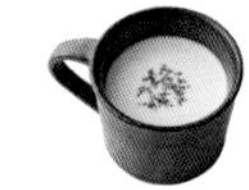

Part 3 おなかも満足 おかず美肌みそ汁

野菜たっぷり おかず美肌みそ汁

たんぱく質をしっかりとれる おかず美肌みそ汁

主食にもなる おかず美肌みそ汁

レンチンだけで作れる おかず美肌みそ汁

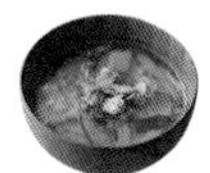 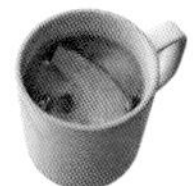 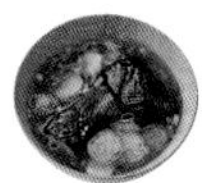 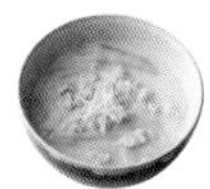 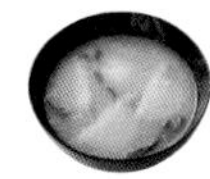

Part 4 みそ汁の世界が広がる！ 新感覚美肌みそ汁

ひんやり冷たい　美肌みそ汁

ベースアレンジ　美肌みそ汁

スイーツ風　美肌みそ汁

みそ汁だけじゃない　みそのおいしい活用法

本書のレシピについて

Part 2では肌のお悩み別に、約1分で作れる美肌みそ汁を、
Part 3ではおなかもしっかり満足できるおかず美肌みそ汁を、
Part 4ではスイーツ風など新感覚の美肌みそ汁を紹介しています。

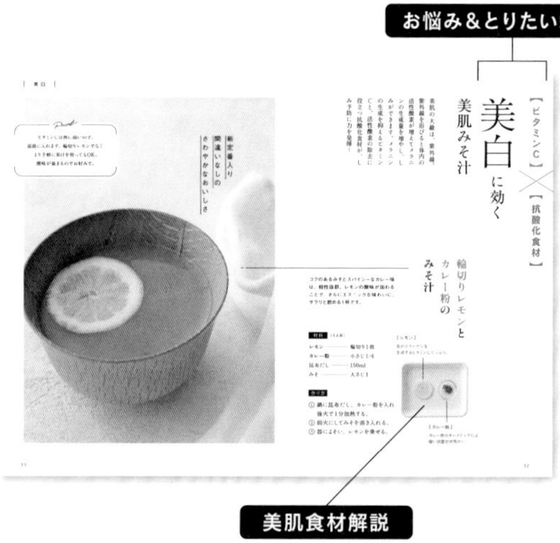

お悩み&とりたい栄養素

美肌食材解説

Part 2

お悩み別1分 美肌みそ汁

美白やむくみなど、5タイプのお悩みに合わせて、栄養素をピックアップ。食材の持つ美肌効果も解説しています。

Part 3

おかず 美肌みそ汁

おなかも満足できるボリュームたっぷりの美肌みそ汁を、「野菜」「たんぱく質」「主食系」「レンチン」の4項目に分けて紹介しています。

Part 4

新感覚 美肌みそ汁

「ひんやり冷たいみそ汁」や「スイーツ風みそ汁」など、ユニークな美肌みそ汁を集めました。季節やシチュエーションを問わず、みそ汁を楽しんでみてください。

※計量単位は大さじ1＝15ml、小さじ1＝5mlです。
※電子レンジの加熱時間は600Wを基本にしています。機種や食材の個体差によって加熱時間に差が生じるので、様子を見て加減してください。
※作り方の分量はPart 2は1人分、Part 3、4は2人分で表記しています。ただし、美肌食材の解説写真は、すべて1人分です。
※レシピでは洗う、皮をむく、ヘタを落とすなどの下ごしらえは省略しています。
※紹介している商品の情報は2021年11月時点のものです。

BEAUTIFUL SKIN MISO SOUP

Part 1

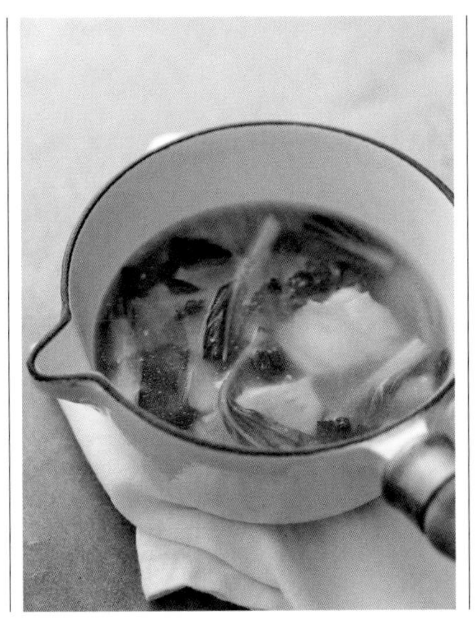

まさに"飲む美容液"

みそ汁で美肌になれるわけ

美肌みそ汁をとり続けると、
数週間で肌にうるおいとハリが出るのを感じる人が多いはず。
みそ汁で肌が輝くのはなぜなのか。
美肌みそ汁のすごさをお伝えします！

発酵食品不足、たんぱく質不足、脂質過多……

肌あれを引き起こすNG食生活をみそ汁で改善！

肌トラブルの原因には、紫外線や加齢、マスクや洗顔による摩擦など、さまざまなものがありますが、忘れてはいけないのが栄養バランスの乱れ。現代人が陥りがちな栄養バランスの乱れの原因は、主に4つ挙げられます。

まずは、発酵食品不足による腸内環境の乱れです。発酵食品には乳酸菌などの善玉菌が多く含まれていて、腸内環境を整える効果があります。不足すると腸内の悪玉菌が増殖。悪玉菌が排出する物質が血流に乗って肌に到

肌トラブルが起きがちな食生活

- ☑ 発酵食品が不足している
- ☑ たんぱく質が不足している
- ☑ 野菜が不足している
- ☑ 脂質をとりすぎている

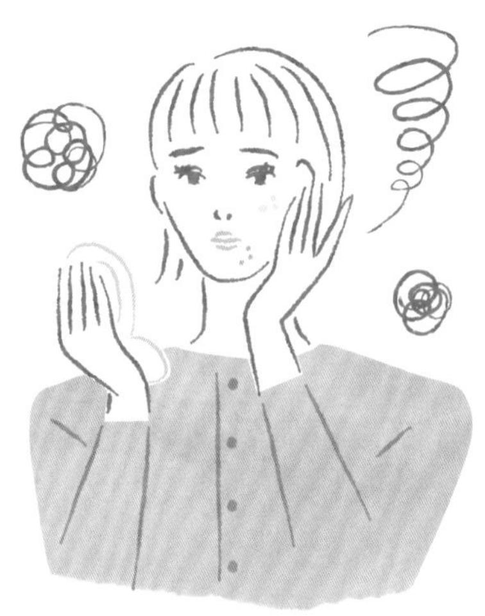

コンビニや外食中心の食生活だと、麺類や菓子パンなど糖質や脂質の多い食事になり、発酵食品やたんぱく質、ビタミンやミネラルが不足して、肌あれが起こりやすくなります。

達すると、吹き出物ができるなど肌トラブルが起きるのです。

また、たんぱく質や野菜不足も問題。たんぱく質は肌を作るために必要な栄養素ですし、野菜は肌のターンオーバーを促進させる栄養素の宝庫です。糖質に偏った食生活では必要量が足りません。

さらに、脂質のとりすぎも肌に悪影響。脂質は消化に時間がかかるため、とりすぎると腸内で腐敗し、腸内環境を悪化させます。揚げ物やスナック菓子を頻繁に食べる人は要注意です。さらに添加物の多い食品も、美肌作りを妨げる原因となります。

これらをまとめて解消できるのが「美肌みそ汁」。毎日の食生活に組み込めば、栄養バランスが改善。みそと具材が持つ美肌パワーにより、みるみる肌が生まれ変わります。早い人なら数日で違いを実感できますよ。

美肌を作る食生活

- ☑ 発酵食品をとることを習慣化する
- ☑ 良質なたんぱく質をしっかりとる
- ☑ 野菜や海藻でビタミンやミネラルをたっぷりとる
- ☑ 必要以上の脂質は控える

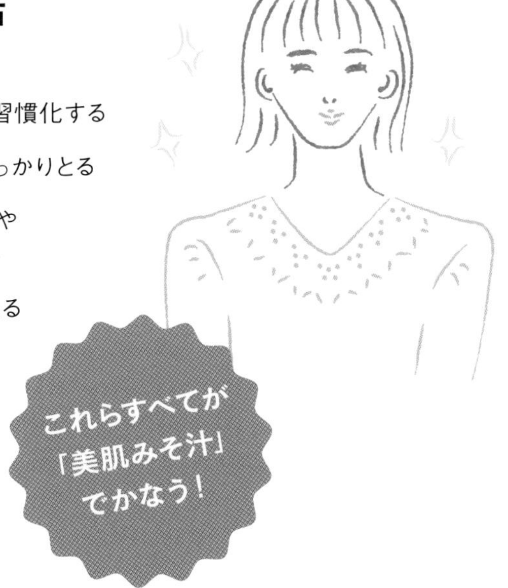

腸内環境を整える発酵食品、肌の材料になるたんぱく質、ターンオーバーを促進するビタミンやミネラルをしっかり摂取し、脂質は控えめに。こんな食生活なら、うるおいたっぷりのツヤ肌に！

みその育菌効果で腸内環境が整う

腸の中には約1000種類、100兆個もの腸内細菌が存在。美肌を作る理想の腸内環境は、腸内細菌たちの種類が豊富で、中でも体にいい効果をもたらす「善玉菌」が元気なことです。

腸内の善玉菌は、おなかの中で飼っているペットのようなもの。善玉菌というペットたちは、自分と同じ種類の仲間やえさが腸に入ってくると活性化します。ですから善玉菌を含む発酵食品をとり、同時に善玉菌のえさになる食物繊維やオリゴ糖をとることが、おなかの腸内細菌を元気に育てる「育菌」になるのです。

みそは大豆を発酵させた植物性発酵食品であり、原料の大豆や麹は腸内細菌のえさになる食物繊維やオリゴ糖が豊富。また、植物性の発酵食品はヨーグルトやチーズなど動物性の発酵食品と比べ、生きて腸まで届きやすいのが特徴です。つまりみそは、生きて届けば腸内細菌を増やし、加熱で死滅すれば腸内細菌のえさになるという一人二役をこなして、腸内細菌を育ててくれるのです。

発酵食品は身近なものでとるのがベスト！

腸内環境は、幼いころに食べていたもので作られます。成長過程で腸内細菌の種類は決まり、いったん決まると大きく変動することはありません。和食に慣れ親しんだ日本人の腸内環境には、みそやぬか漬け、納豆など、日本古来の発酵食品が合っている可能性が高いのです。

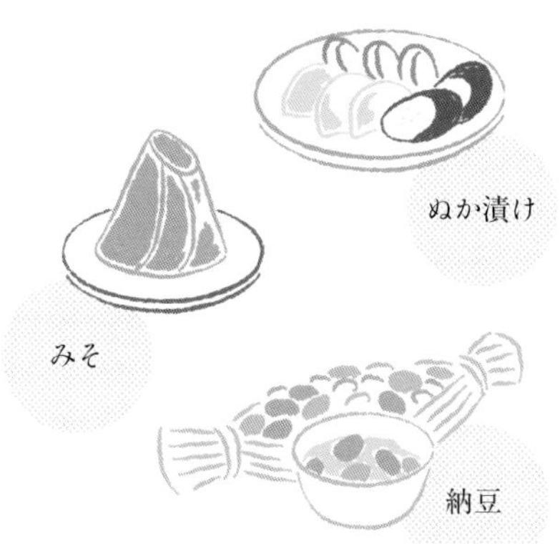

Wで腸内環境を整える シンバイオティクス

善玉菌をとりつつ、善玉菌のえさも摂取して腸内環境を改善することを「シンバイオティクス」といいます。

プロバイオティクス

乳酸菌やビフィズス菌など、発酵食品に含まれる善玉菌をとることで、腸内の善玉菌を増やす。

みそ／ヨーグルト／ぬか漬け

プレバイオティクス

善玉菌のえさになる栄養素をとることで、腸内の善玉菌を元気にする。

食物繊維／オリゴ糖／酢 など

↘ ↙

シンバイオティクス

両方の栄養を同時にとることで、相乗効果を発揮。より効率的に腸内環境が整う。美肌みそ汁は、まさに腸内環境を整えやすい食品！

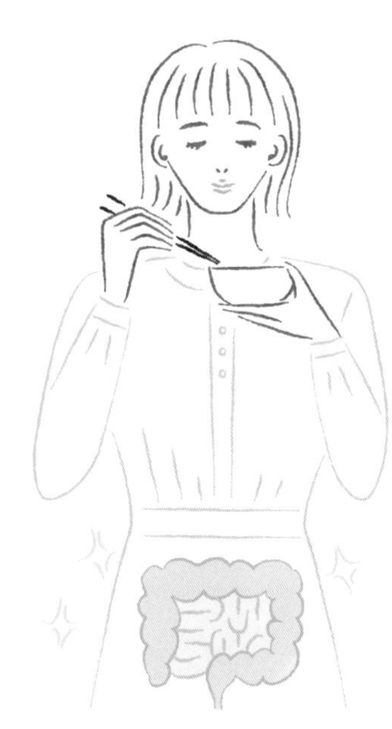

みそにはたんぱく質が分解されたアミノ酸がたっぷり

みそは麹菌の力で大豆を発酵させた発酵食品。大豆を発酵させると、大豆のたんぱく質が分解されてアミノ酸へと変わります。

通常、たんぱく質を摂取すると、消化の過程でアミノ酸へ分解され体に吸収されますが、みその大豆たんぱく質は発酵する過程でアミノ酸へと分解されているため、少量でも効率よく吸収できるのです。

また、大豆たんぱく質が分解されていることでうま味成分がアップ。乳酸菌や麹菌など体に有用な善玉菌も増加しています。発酵の力で美容パワーもおいしさも激増しているのです。

みそは必須アミノ酸9種類をコンプリート

たんぱく質はアミノ酸が結びついてできたもの。20種類あるアミノ酸のうち、9種類は体内で合成できないため食事で摂取する必要があり「必須アミノ酸」と呼ばれます。みそは必須アミノ酸すべてを含んでいます。

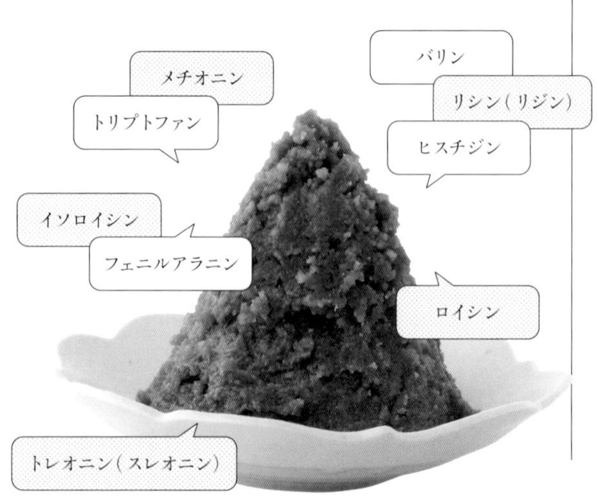

美肌みそ汁のここがすごい 3

だしのうま味で脳が満足。こってり味覚から抜け出せる

脂

質のとりすぎは腸内環境を悪化させ、肌あれを招きます。しかし脂のうま味を覚えた脳は、脂質の多いものを「おいしい」と感じるようになるため、脂質過多の食生活からなかなか抜け出せなくなります。

そのリセットに役立つのが、みそ汁に使う〝だし〟です。だしにはうま味成分が豊富で、だしをとり続けることで脂質を控えても脳が満足できるようになります。

美肌みそ汁で使用する昆布だしは、グルタミン酸を含有。腸管のエネルギーになるので、腸活にも役立ちます。ミネラルも豊富で、美肌作りをサポートします。

だしに含まれるうま味成分

本書の美肌みそ汁では、手軽にとれる昆布だしを基本としています。昆布にほかの食材を組み合わせて合わせだしをとってもOK。おいしさのバリエーションが広がります（P.67参照）。

干ししいたけ
グアニル酸
昆布
グルタミン酸
かつお節
イノシン酸
いりこ
イノシン酸

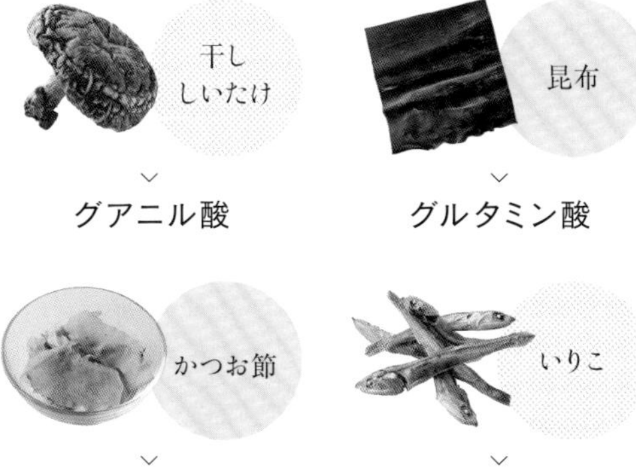

米麹のグルコシセラミドがセラミドを増やし保湿力アップ

肌のうるおいをもたらすのに大切なのが、角質層のセラミドという成分です。美容液にも含まれていますが、実は、米みそを食べることでセラミドを増やせることがわかっています。ポイントは、米麹に含まれる「グルコシセラミド」。グルコシセラミドに含まれる成分が働くことで角質層のセラミド量が増え、肌の水分量が増えると考えられます。

みそ汁を飲んだ実験参加者からは、「化粧のりがよくなった」「毛穴の目立ちが改善した」といった声が。水分量アップの実感を得られたそうです。

1日2杯のみそ汁で肌の水分量アップ

マルコメでは20～40代の女性に、麹の割合の高いみそ汁を1日2杯、4週間飲んでもらう実験を実施。摂取前と摂取後で頬の角層水分量を比べたのが右のグラフです。みそ汁を飲んだ人の肌の水分量は約1.2倍に！

※データ提供／マルコメ（東京工科大学 応用性理学部 美科学研究室 前田憲寿教授との共同研究）

| 頬の角層水分量 |

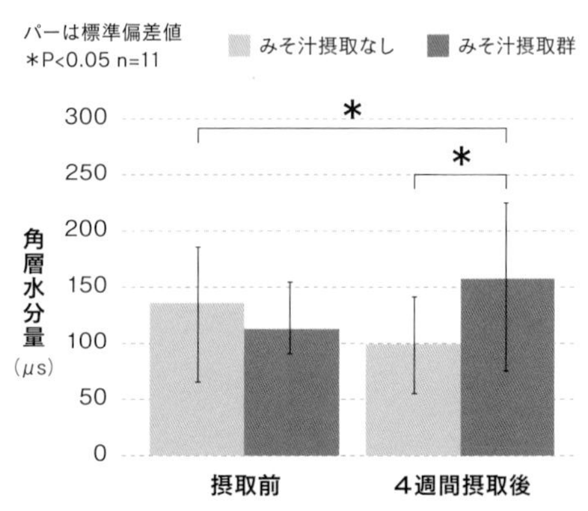

美肌みそ汁の
ここがすごい
5

みその遊離リノール酸がメラニンの生成を抑えて美白に

しみの原因はメラニンで、メラニンを作るのは、チロシナーゼという生成酵素です。
大豆が発酵してみそになる際に、大豆の脂質「リノール酸」が「遊離リノール酸」へと変化します。遊離リノール酸は、リノール酸よりも動きやすいという特性があり、この遊離リノール酸が、チロシナーゼを抑制することが研究でわかっています。つまり、チロシナーゼが働けないからメラニンが作られなくなるのです。4週間、みそ汁を飲み続けたところ、しみの広がりを抑制したという実験データも挙がっています。

1日2杯のみそ汁でしみの広がりを抑制

P.18と同様のマルコメが行った実験では、しみの濃さをチェックするしみスコアも測定。1日2杯のみそ汁を4週間飲み続けたところ、飲まなかった群よりもしみスコアの変化量が少なかった。

※データ提供／マルコメ（東京工科大学 応用性理学部 美科学研究室 前田憲寿教授との共同研究）

頬のしみの変化

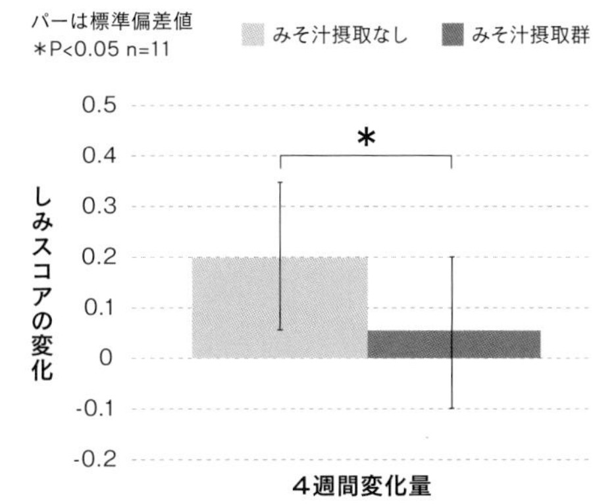

みそ汁の具で野菜不足を解消。肌のターンオーバーが正常に

私たちの肌は一定のサイクルで生まれ変わっています。新しい細胞が成長しながら表面へ押し上げられ、最後に垢となってはがれ落ちていく代謝が「ターンオーバー」です。

ターンオーバーのサイクルを維持するためには、野菜に豊富なビタミンやミネラルが必要です。

野菜の目標摂取量は1日350gですが、現代人は不足気味で20～40代の女性では約100g足りないといわれています。みそ汁は具に野菜を使いやすく、加熱でかさが減るため、手軽に不足分の野菜を補うことができます。

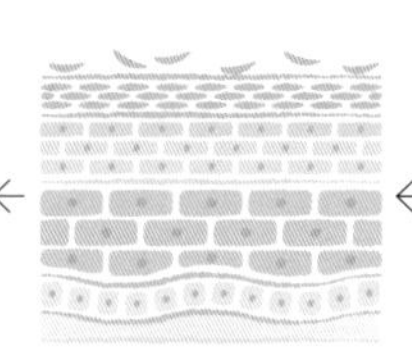

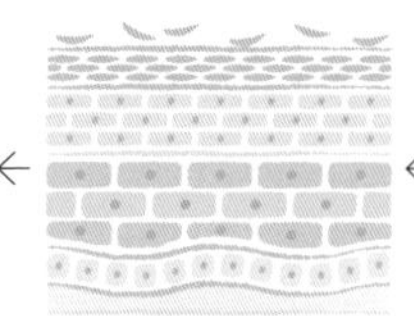

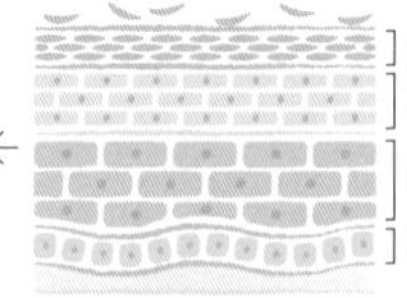

肌のターンオーバー

基底層で新しい皮膚が生成されたあと、有棘層（ゆうきょくそう）、顆粒層と押し上げられ、一番外側の角層へ。生成からはがれ落ちるまでの期間は約28日。ただし個人差があるほか、加齢によって周期は長くなります。年齢×1.5倍（40歳なら60日）が目安です。

美肌みそ汁の
ここがすごい
7

肌の悩みに合う1杯を具の組み合わせでコーディネートできる

ひと口に美肌といっても、しみを薄くしたい人と吹き出物を治したい人では、とるべき栄養素が異なります。

そこで本書のPart2では、5つのお悩み別にとりたい栄養素を主に2種類ずつ提案。それぞれの栄養素が含まれる具材をみそ汁でとることで相乗効果が働き、肌あれ改善に導くベストコンビネーションを紹介しています。

みそ汁は、定番から変わり種まで、どんな具ともマッチする懐の深さも魅力。美肌効果とおいしさを兼ね備えたレシピがそろっています。

肌のお悩み別おすすめ栄養コンビ

みそと昆布だしで美肌の基本を作り、お悩み解決の栄養を具材でとるのが「美肌みそ汁」の特徴です。

美白	→	ビタミンC	×	抗酸化食材		
しわ・たるみ	→	たんぱく質	×	ビタミンC		
吹き出物・毛穴	→	ビタミンA	×	ビタミンB群		
くすみ・くま	→	ビタミンE	×	硫化アリル	×	鉄分
むくみ	→	カリウム	×	ビタミンB群		

汁ごと食べるから 水溶性 の栄養素も 丸ごととれる

「野菜は生で食べたほうがいい」と思っていませんか？　野菜に含まれるビタミンには水に溶けやすい水溶性のものがあり、洗ったり下ゆでするとと流れ出てしまうので、ある意味正解です。ただし、みそ汁であれば、溶け出したビタミン類も汁ごと飲むことが可能なので、栄養をムダにしません。ちなみに脂溶性ビタミンは油といっしょにとると吸収率がアップします。

本書のレシピでは、オリーブ油をちょい足しするなど吸収率を上げる工夫を取り入れているので、ぜひ実践してください。

ビタミンの性質分類

脂溶性ビタミン

水に溶けず、体内では肝臓に貯蔵される。油といっしょにとると吸収率アップ。

- ●ビタミンA
- ●ビタミンD
- ●ビタミンE
- ●ビタミンK

水溶性ビタミン

水に溶けやすく余分にとった分は尿として排出される。毎日とるのが理想的。

- ●ビタミンB群
（B_1、B_2、B_6、B_{12}、ナイアシン、パントテン酸、葉酸、ビオチン）
- ●ビタミンC

BEAUTIFUL SKIN MISO SOUP

Part 2

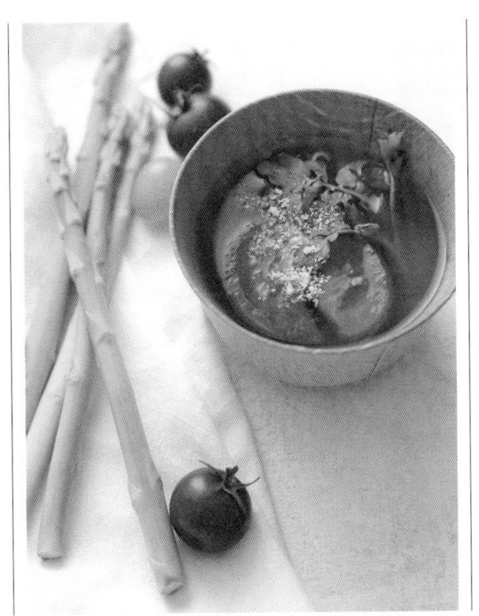

W食材で作る33レシピ

お悩み別1分美肌みそ汁

美白、しわ、吹き出物など、肌のお悩みに
特化した1分美肌みそ汁をご紹介。
美肌作りのための飲み方のコツや
昆布だしの作り方など、基本からお伝えします！

美肌みそ汁
飲み方のコツ

みそ汁の美肌効果を引き上げるには、しっかり飲み続けること。
また、便秘がひどいときの対処法も知っておくと、
肌トラブルから早く抜け出せます。

コツ 1

毎日、継続して飲む

みそ汁で美肌効果を狙うなら、毎日継続して飲むことが大切。また、できるだけこまめにとるとなおよしです。食事の際はもちろん、仕事の合間やお茶の時間にも、ぜひみそ汁を飲む習慣を取り入れてみましょう。本書では、お茶感覚で飲める、簡単なみそ汁レシピを多数紹介しています。

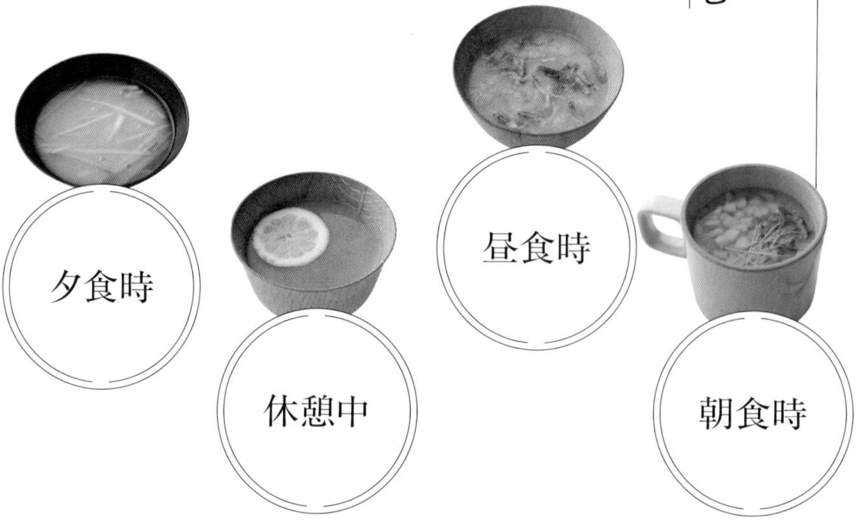

夕食時
休憩中
昼食時
朝食時

コツ

2 お通じが気になるときは美腸みそ汁を！

肌があれているときは、体のどこかで滞りが発生している証拠。老廃物が出ないために便から栄養を再吸収してしまったり、血流が悪いせいで美肌の元になる栄養素を細胞に届けられていなかったりしています。まずは体内の余分なものを出すことが必須。排出効果の高い美腸みそ汁を、1日1～2杯飲みましょう。

作り方はP.30

スーパー食材で美腸作り

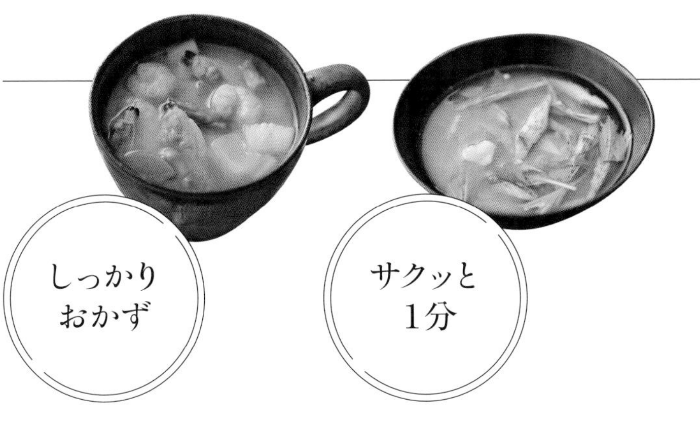

コツ

3 シチュエーションでみそ汁を飲み分ける

サッと飲みたいときは1分美肌みそ汁、おかずとしてとりたいときはボリュームたっぷりのおかず美肌みそ汁、というように用途に合うメニューを選ぶことで、みそ汁生活を続けやすくなります。「洋食にも合うみそ汁」「暑い日に飲みたい冷製みそ汁」「おやつとして楽しめるスイーツみそ汁」などさまざまなタイプのみそ汁を紹介しているので、ぜひお試しを！

1分美肌みそ汁
基本の作り方

だしと具を入れて、1分加熱するだけのお手軽なみそ汁。
1分でおいしく作れるよう、食材や調味料選び、
切り方などに、工夫を凝らしています。

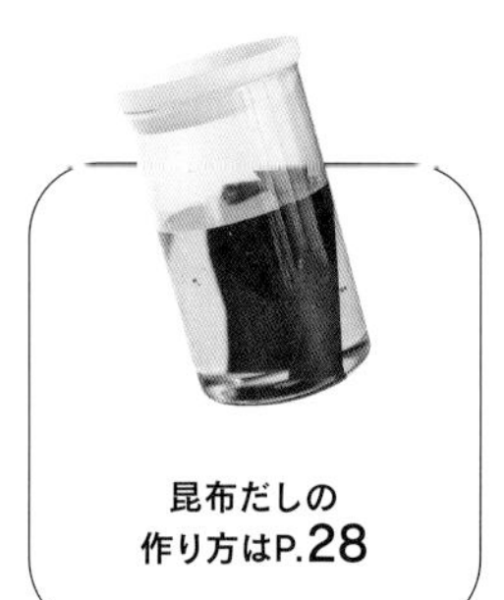

昆布だしの
作り方はP.28

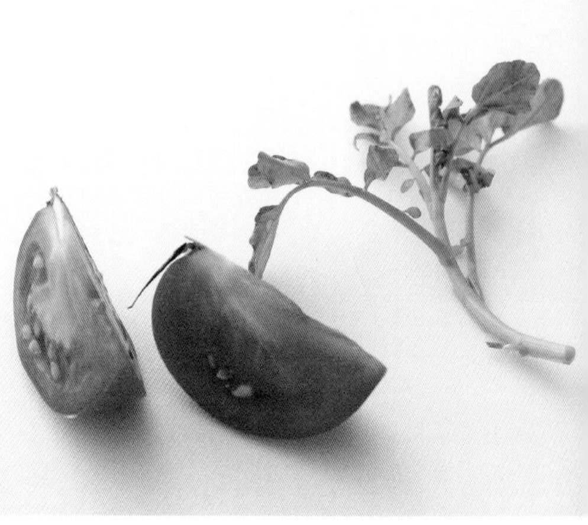

1

具材を用意する

1分美肌みそ汁のメイン具材はほとんどが2種類。どれも、手軽にそろえられる身近な食材です。生でも食べられる野菜や缶詰などを多く使っているので、調理は時短！

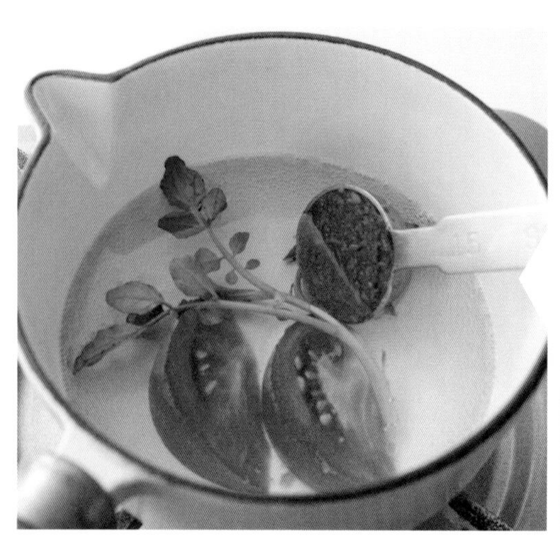

2

具材と昆布だしを1分加熱してみそを入れる

鍋に具材と昆布だしを入れ、強火で1分加熱してから弱火にして、みそを入れます。だし150mlに対してみそ大さじ1がおいしさの黄金比。

みそ汁がおいしくなる「3（さん）ない」のコツ

- たくさん作りすぎない
- みそを入れすぎない
- 加熱しすぎない

「みそ汁って面倒」「おいしくない」と感じる人は、3点に注意。1回に食べる分だけ、サッと作ってみて。

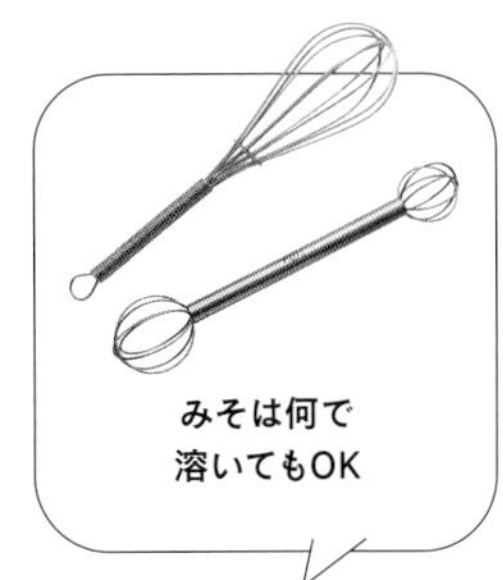

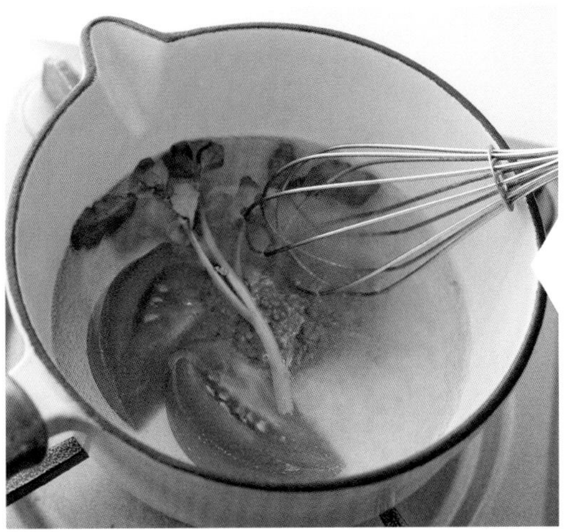

3

みそを溶く

マドラーや菜箸でみそを溶かします。みそを入れて少し待てば、残ることなくサッと溶けます。

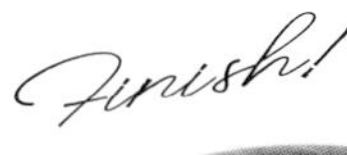

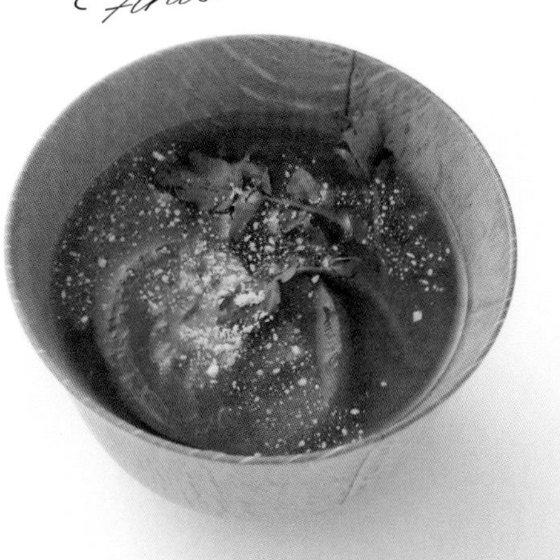

4

出来上がり！

レシピによっては、オイルや粉チーズなどをトッピングします。美肌効果＆おいしさがグンとアップ！

美肌昆布だしの作り方

昆布から溶け出すミネラルには美肌成分がたっぷり。
だしは、水だしと煮だしでそれぞれ
味わいが変わるので、好みのだしを楽しんで。

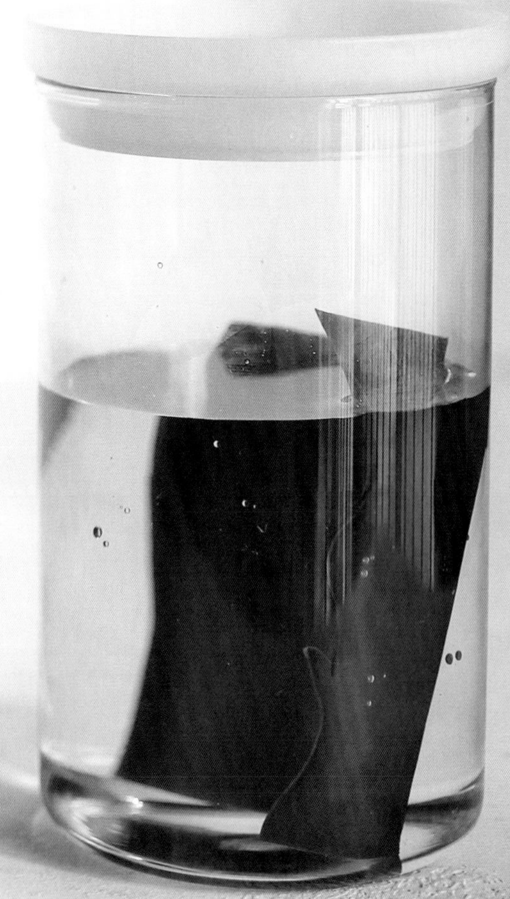

すっきり味の「水だし」

雑味のない上品な味わいの水だし。昆布に切り込みを入れるとだしが出やすくなります。寝る前に作っておくと、翌日すぐに使えて便利。

材料（作りやすい分量／4杯分）

水 ······· 600ml
昆布 ···· 6g（約10cm角1枚）

作り方

ポットやボウルなどに水と昆布を入れて、冷蔵庫で3〜6時間置く。

ADVICE

時間がないときは顆粒だしも◎！

昆布を切らしていたり、作る時間がなかったりするときは、顆粒だしに頼ってもOK。美肌効果を狙うなら、化学調味料を使っていない天然素材のものを選びましょう。

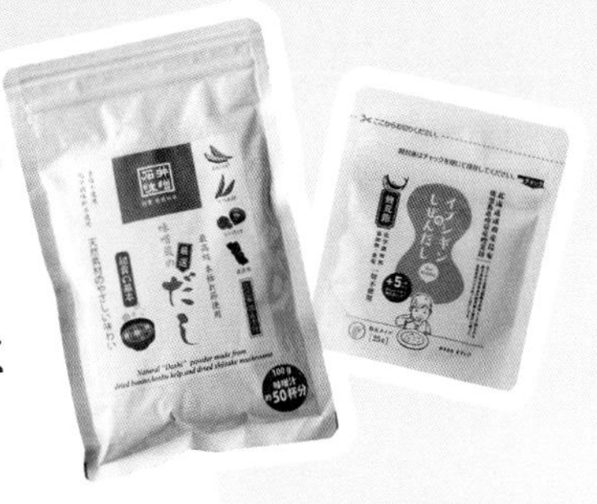

ササッと入れて本格味に！

（左）昆布のほか、極上かつお節「本枯れ節」など、国産の上質な素材だけを使用。「味噌蔵の厳選だし」100g 1512円（税込）／石井味噌 ㊐https://www.misogura.jp/（右）化学調味料や添加物、食塩も一切使用していない自然だし。「イブシギンのしぜんだし for MAMA」25g 297円（税込）／オリッジ ㊐https://124gin.com/

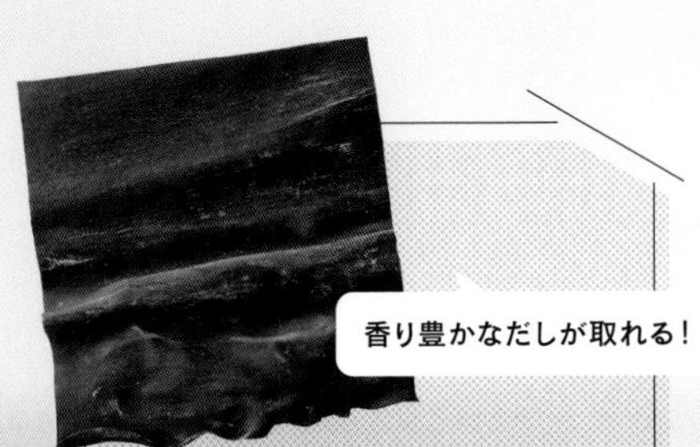

香り豊かなだしが取れる！

おすすめは利尻昆布や羅臼昆布

昆布にはいくつか種類があります。日高昆布は煮物や昆布巻きにはピッタリですが、昆布のうま味は出にくいので注意。みそ汁のだしには、利尻昆布、羅臼昆布が最適です。

しっかりうま味の「煮だし」

加熱することで、昆布のうま味が濃厚に。お店のような深みのあるおいしさが楽しめます。

材料（作りやすい分量／4杯分）

水 ······· 600ml
昆布 ···· 6g（約10cm角1枚）

作り方

① 鍋に水と昆布を入れて30分置く。
② ①を弱〜中火に10分ほどかけ、沸騰直前まで加熱する。火を止めて昆布を取り出す。

体内の巡りをよくする美腸みそ汁

体内に滞りがなければ、血流がよくなり、美肌に必要な栄養素を細胞に届けることができます。肌があれているときは、老廃物の排出を第一に考えましょう。早い人なら1杯飲むだけで、便秘やおなかの張りがすっきり解消します。

美腸作りを助けるスーパー食材

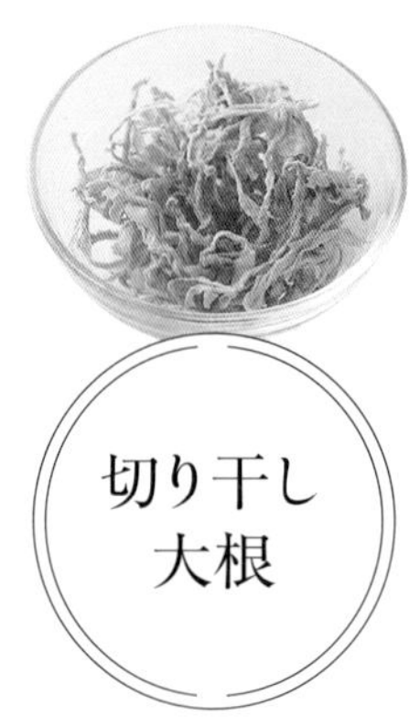

切り干し大根

大根を干して乾燥させたことで、栄養素がギュッと凝縮。汁に溶け出す水溶性食物繊維と、切り干し大根に含まれている不溶性食物繊維の両方をとることができます。

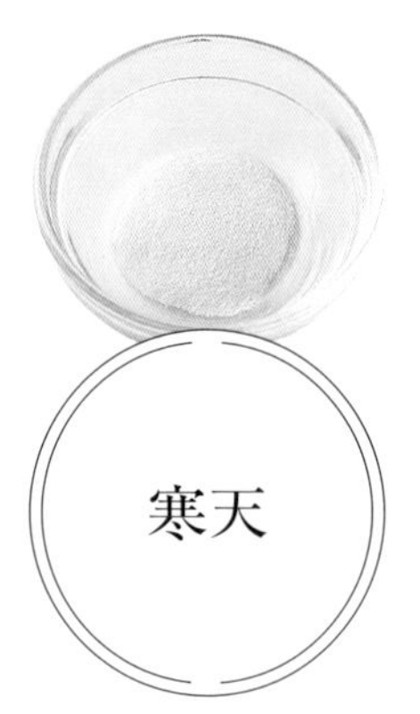

寒天

寒天は天草という海藻でできていて、食物繊維の含有量はトップクラス。胃で吸収されず腸まで送られ、腸の中で水分を含んで膨張。腸壁を刺激して、排泄を促します。

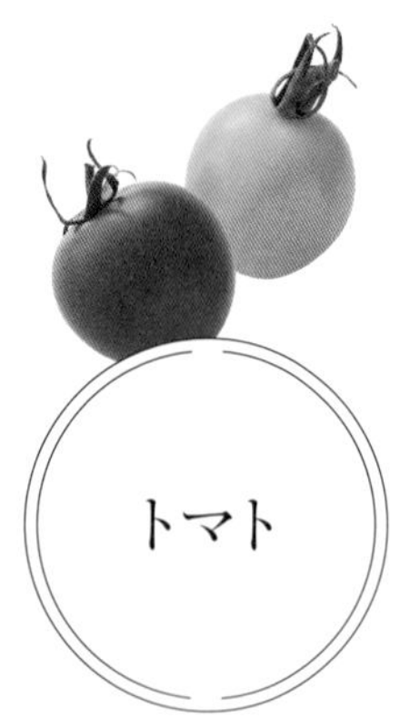

トマト

「長年悩んだ肌あれを解消してくれた2大食材が、みそとトマト」というレシピ考案の岩木さん。トマトに含まれるペクチンが、老廃物を体から押し出すのに役立ちます。

切り干し大根&トマトの
うま味成分で、
おいしさの深みもアップ！

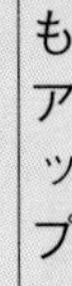

材料（1人分）

ミニトマト -------- 2個
切り干し大根 ---- 10g
寒天（粉末） ------ 小さじ1/4
昆布だし --------- 150ml
みそ --------------- 大さじ1

作り方

① ミニトマトは半分に切る。
② 鍋に昆布だしを入れて寒天を溶き、切り干し大根とミニトマトを加えて強火で1分加熱する。
③ 弱火にして、みそを溶き入れる。

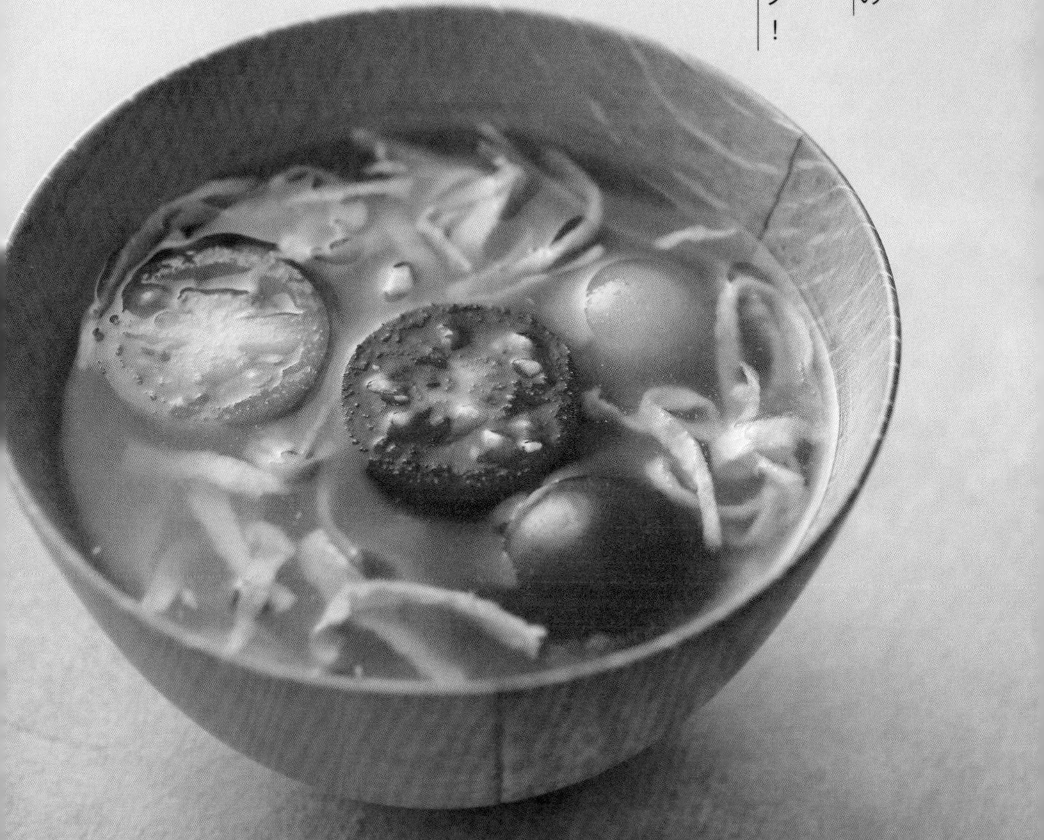

【ビタミンC】×【抗酸化食材】

美白に効く美肌みそ汁

美肌の大敵は、紫外線。紫外線を浴びると体内の活性酸素が増えてメラニンの生成量を増やし、しみができます。メラニンの生成を抑えるビタミンCと、活性酸素の除去に役立つ抗酸化食材が、しみ予防に力を発揮！

輪切りレモンとカレー粉のみそ汁

コクのあるみそとスパイシーなカレー味は、相性抜群。レモンの酸味が加わることで、さらにエスニックな味わいに。サラリと飲める1杯です。

材料（1人分）

レモン ……… 輪切り1枚
カレー粉 ……… 小さじ1/4
昆布だし ……… 150ml
みそ ……… 大さじ1

作り方

① 鍋に昆布だし、カレー粉を入れ強火で1分加熱する。
② 弱火にしてみそを溶き入れる。
③ 器によそい、レモンを乗せる。

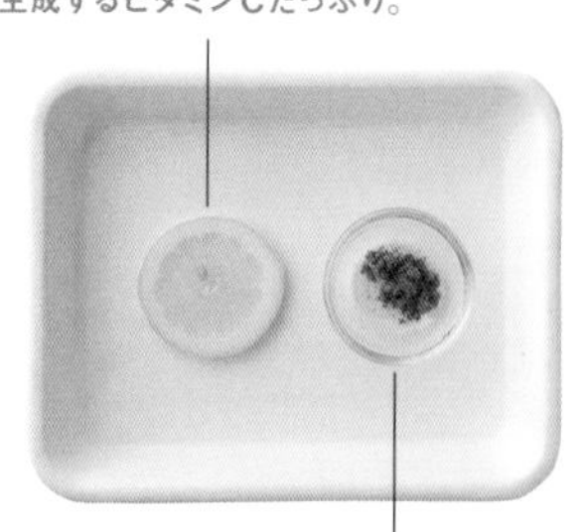

【レモン】
肌のコラーゲンを生成するビタミンCたっぷり。

【カレー粉】
カレー粉のターメリックには強い抗酸化作用が！

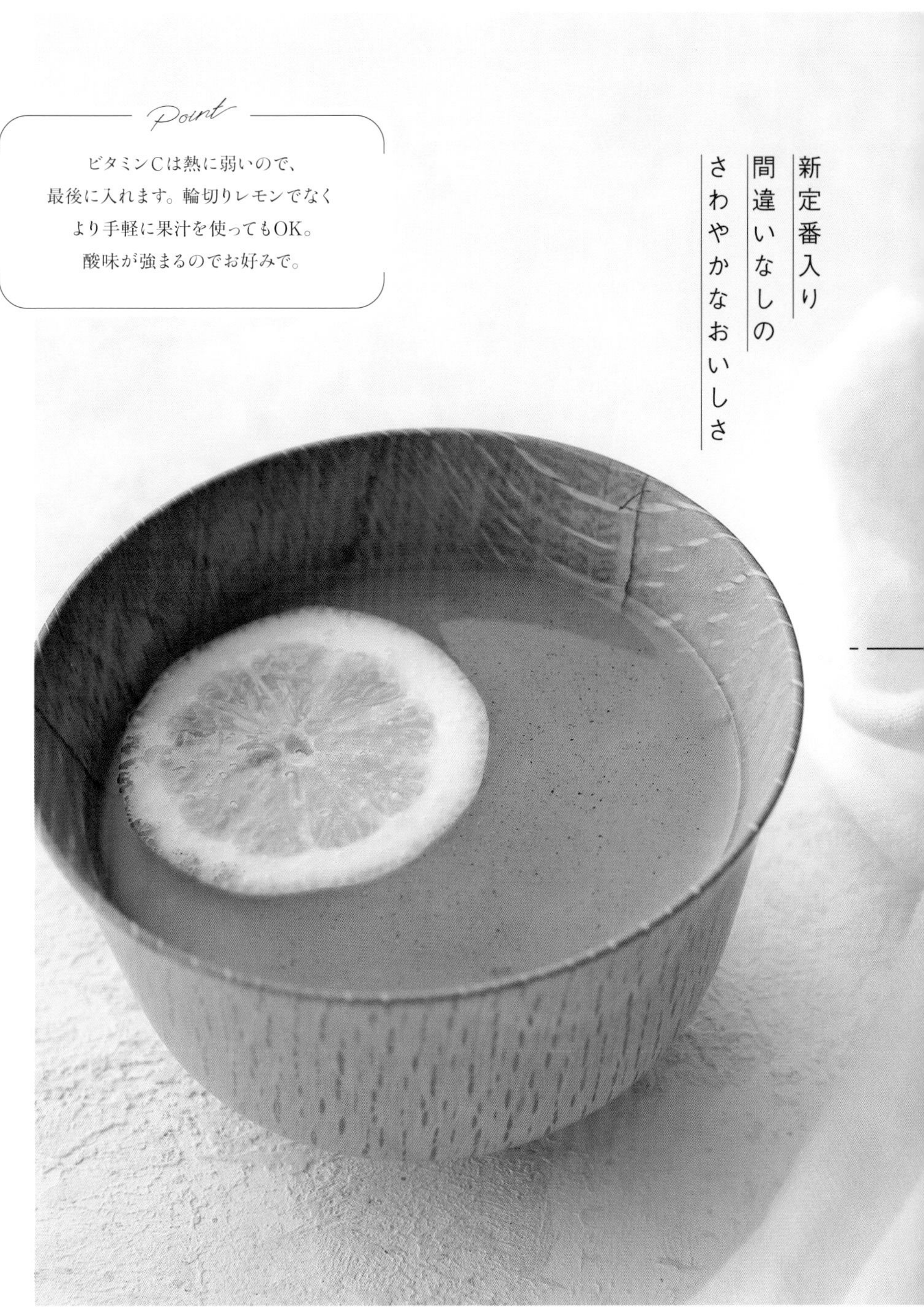

Point

ビタミンCは熱に弱いので、
最後に入れます。輪切りレモンでなく
より手軽に果汁を使ってもOK。
酸味が強まるのでお好みで。

新定番入り
間違いなしの
さわやかなおいしさ

ラディッシュとベビーリーフのみそ汁

ラディッシュのシャキシャキ感を残した、サラダのようなみそ汁です。
ベビーリーフのほろ苦さが、薬味のように効いて奥深い味わいに。

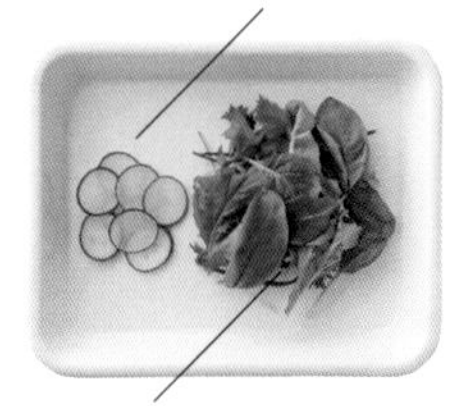
【ラディッシュ】
消化を助ける腸活効果も！

【ベビーリーフ】 成長途中の幼葉。
栄養ギッシリ！

材料 （1人分）

ラディッシュ …… 2個
ベビーリーフ …… ひとつかみ（10g）
昆布だし …… 150ml
みそ …… 大さじ1

作り方

① ラディッシュは薄切りにする。
② 鍋に昆布だし、ベビーリーフを入れ、強火で1分加熱する。
③ 弱火にしてみそを溶き入れ、①を加える。

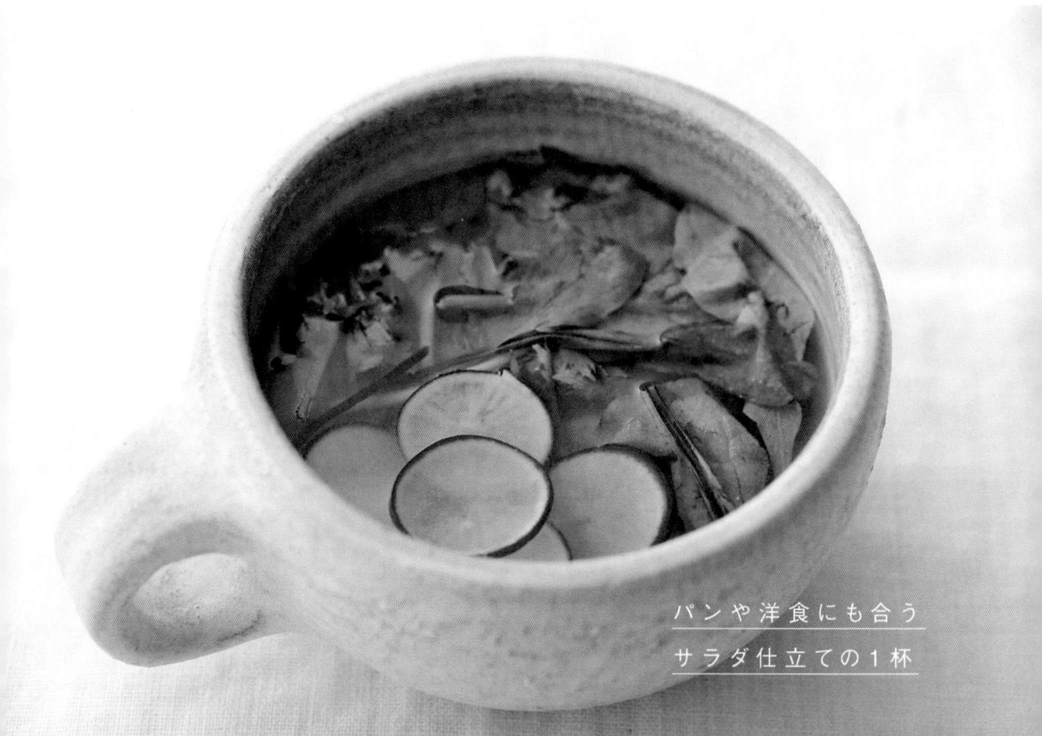

パンや洋食にも合う
サラダ仕立ての1杯

大根おろしとさくらえびのみそ汁

大根のビタミンCは皮の近くに豊富。皮ごとすりおろして使いましょう。先端にいくほど辛みが強いので、お好みで部位を選んで。

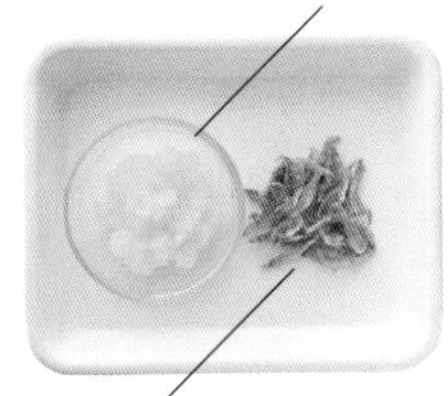

【大根】皮ごとすりおろすとビタミンCがアップ。

【さくらえび】抗酸化力抜群のアスタキサンチンを含有。

材料（1人分）

大根 ………… 1cm（50g）
さくらえび ………… 大さじ1
昆布だし ………… 150ml
みそ ………… 大さじ1

作り方

① 大根をすりおろす。
② 鍋に昆布だし、さくらえびを入れ、強火で1分加熱する。
③ 弱火にしてみそを溶き入れ、①を加える。

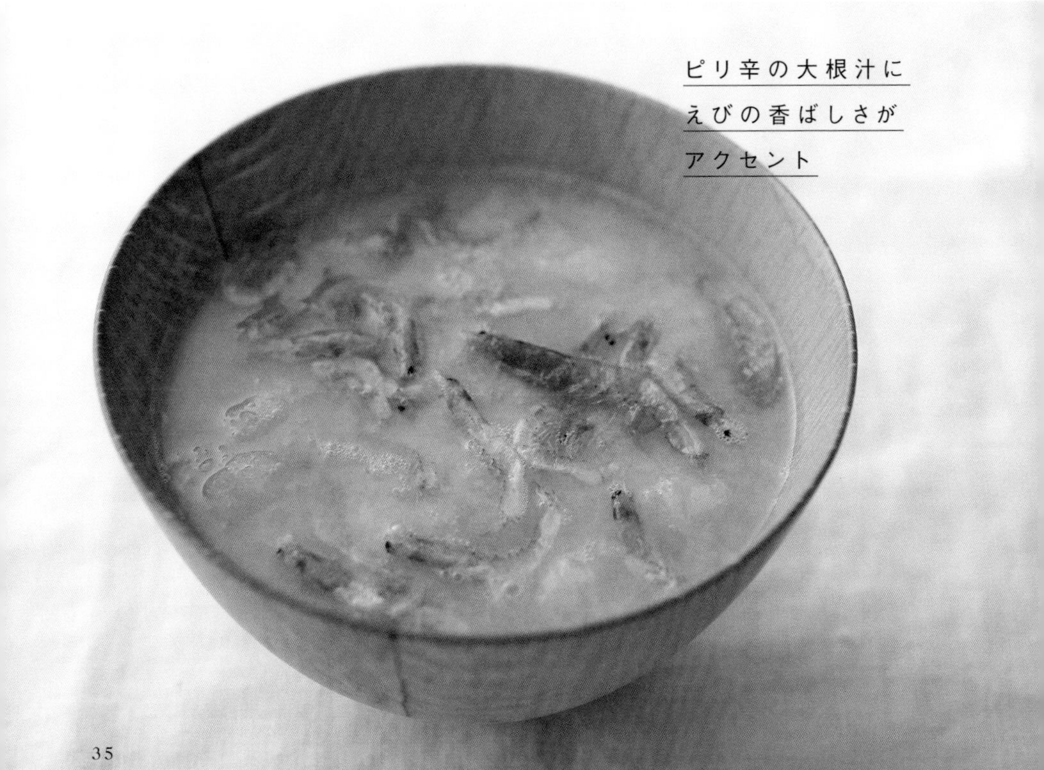

ピリ辛の大根汁に
えびの香ばしさが
アクセント

ブロッコリースプラウトとコーンのみそ汁

発芽のエネルギーをためているスプラウトに豊富な「スルフォラファン」は、しみを作るチロシナーゼの働きを阻害して美白を助けます。

【ブロッコリースプラウト】
しみ、そばかすを防ぐ「スルフォラファン」たっぷり。

【コーン】
抗酸化力の強いビタミンEを含有。

材料（1人分）

ブロッコリースプラウト ………… 1/4パック（5g）
ホールコーン ……… 大さじ3
昆布だし ……… 150ml
みそ ……… 大さじ1

作り方

① 鍋に昆布だし、ホールコーンを入れ、強火で1分加熱する。
② 弱火にしてみそを溶き入れる。
③ 器によそい、ブロッコリースプラウトを乗せる。

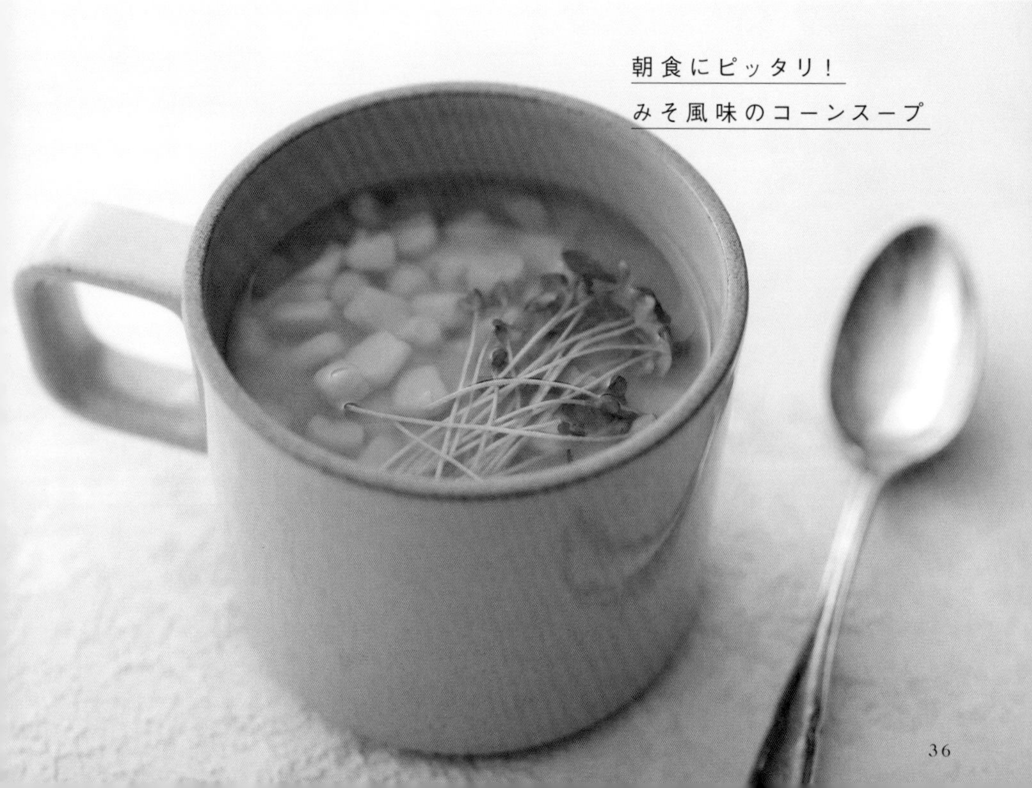

朝食にピッタリ！
みそ風味のコーンスープ

おくらと黒ごまのみそ汁

すりごまのコク＋おくらのねばりでトロトロコクうま。
冷凍おくらなら、凍ったまま鍋に入れてOKです。

材料（1人分）

おくら ---------- 2本
黒すりごま ---- 小さじ1
昆布だし ------ 150ml
みそ ----------- 大さじ1

作り方

① おくらは薄く輪切りにする。
② 鍋に昆布だし、黒すりごま、①を入れて強火で1分加熱する。
③ 弱火にしてみそを溶き入れる。

【おくら】
ビタミンCと抗酸化力、Wの美白パワー！

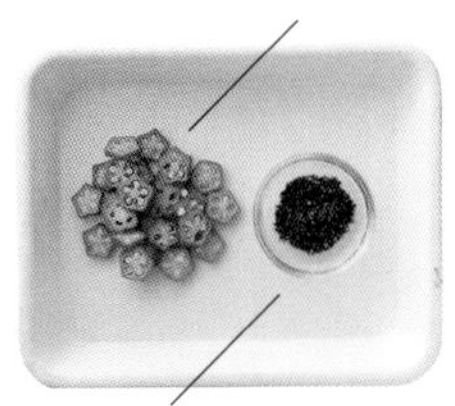

【黒ごま】
活性酸素を除去する「ゴマリグナン」を含有。

めかぶとすだちのみそ汁

抗酸化力たっぷりのめかぶをみそ汁に。
すだちはほかの柑橘類で代用してもOKです。

材料（1人分）

めかぶ ---------- 30g
すだち ---------- 輪切り2〜3枚
昆布だし ------ 150ml
みそ ----------- 大さじ1

作り方

① 鍋に昆布だし、めかぶを入れて強火で1分加熱する。
② 弱火にしてみそを溶き入れる。
③ 器によそい、すだちを乗せる。

【めかぶ】
ネバネバの「フコイダン」に強い抗酸化力が。

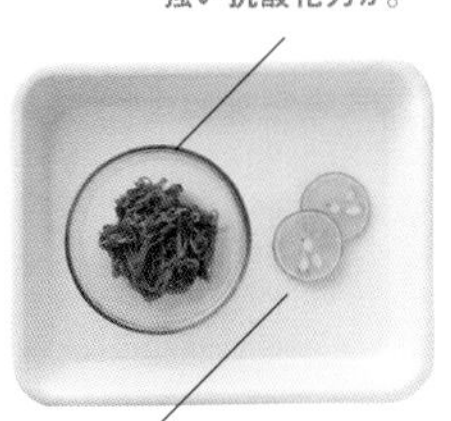

【すだち】
ビタミンCの宝庫！

酒かすと刻みゆずのみそ汁

酒かすの自然な風味とゆずの酸味で、大人の甘酸っぱさ。
ゆずが旬の時季は、ぜひ生で！

材料（1人分）

酒かす ---------- 10g
刻みゆず（乾燥）
------------------ 小さじ1
昆布だし ------ 150ml
みそ ----------- 大さじ1

作り方

① 鍋に昆布だしと酒かすを入れ、強火で1分加熱する。
② 弱火にしてみそを入れ、みそと酒かすをしっかり溶く。
③ 器によそい、刻みゆずを乗せる。

【酒かす】
「アルブチン」がメラニンの生成を抑制。

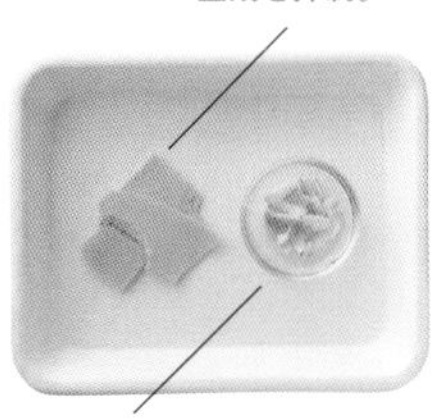

【ゆず】
皮には果汁の4倍のビタミンCが含まれている。

【たんぱく質】×【ビタミンC】

しわ・たるみに効く美肌みそ汁

現代人の食生活は糖質が多く、皮膚を作る材料となるたんぱく質が不足しがちです。そんなときは、肉や魚、大豆製品をみそ汁でとり、たんぱく質を補いましょう。同時にビタミンCをとることで、たんぱく質の吸収率が高まります。

サラダチキンと大葉のみそ汁

たっぷりのチキンでおなかも満足のひと品。サラダチキンを手作りすれば、添加物を抑えられるうえコスパもグンとアップ！

材料（1人分）

サラダチキン …… 50g
大葉 …… 1枚
昆布だし …… 150ml
みそ …… 大さじ1

作り方

① サラダチキンは食べやすい大きさに切る。
② 鍋に昆布だしと①を入れて強火で1分加熱する。
③ 弱火にしてみそを溶き入れ、手でちぎった大葉を加える。

【サラダチキン】高たんぱく＆低糖質の代表選手！

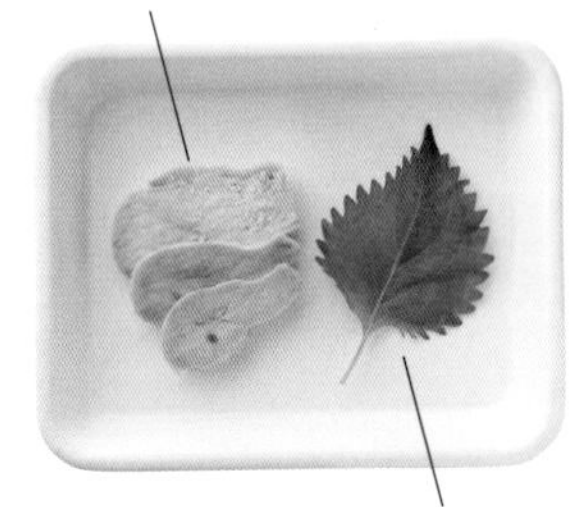

【大葉】ビタミンCのほかβカロテンも豊富。

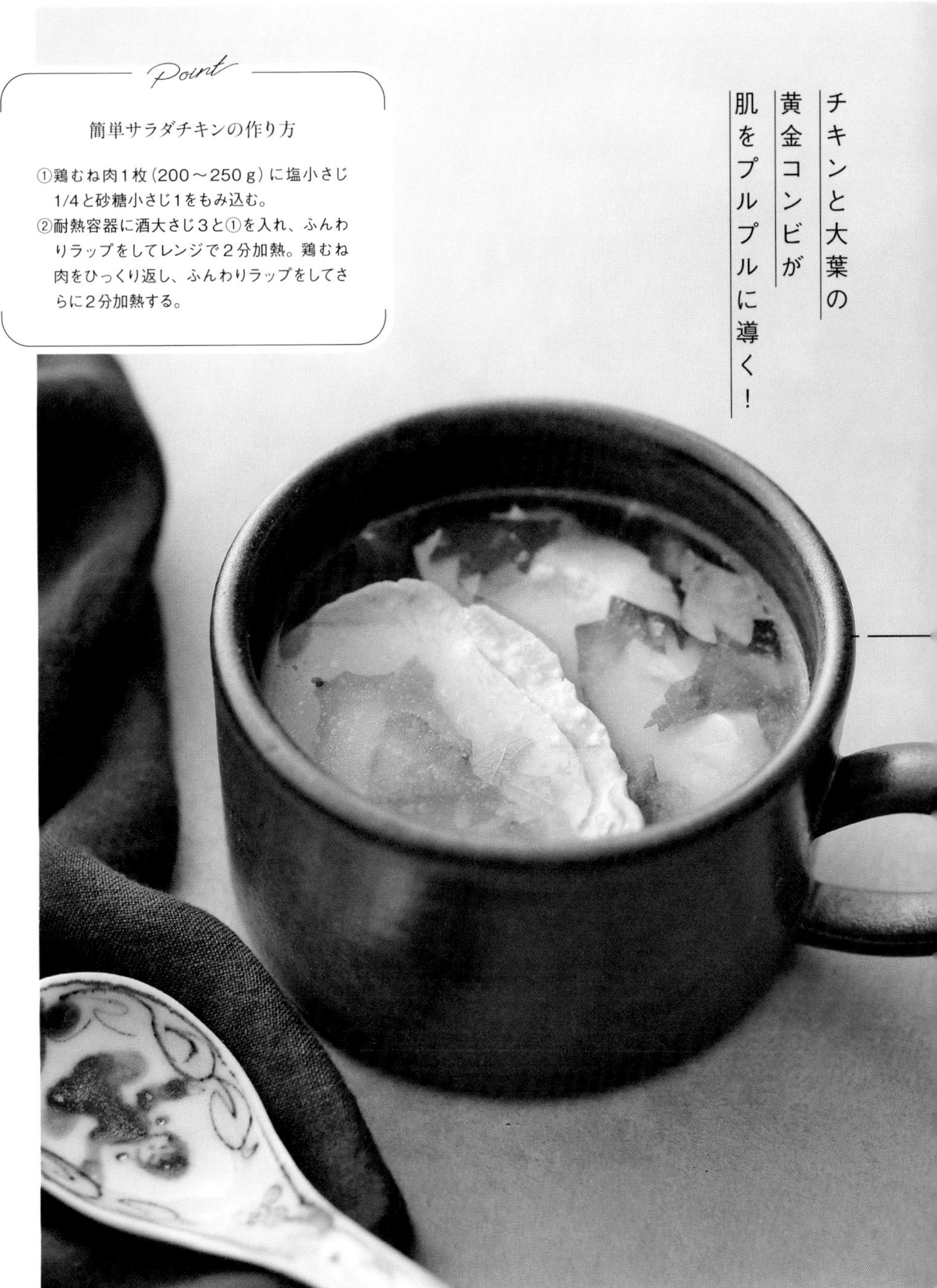

Point

簡単サラダチキンの作り方

①鶏むね肉1枚（200～250ｇ）に塩小さじ1/4と砂糖小さじ1をもみ込む。
②耐熱容器に酒大さじ3と①を入れ、ふんわりラップをしてレンジで2分加熱。鶏むね肉をひっくり返し、ふんわりラップをしてさらに2分加熱する。

チキンと大葉の黄金コンビが肌をプルプルに導く！

納豆と三つ葉のみそ汁

納豆＋みそのW大豆効果で、肌のハリを高めます。ビタミンCやβカロテンなど美肌の栄養たっぷりの和風ハーブ、三つ葉とともに。

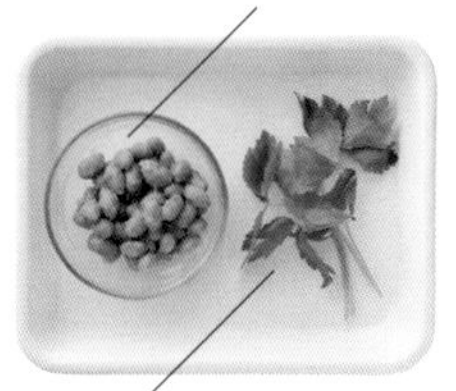

【納豆】
良質な植物性たんぱく質をとれる。

【三つ葉】 ビタミンC、鉄分、
食物繊維など美的栄養満点！

材料（1人分）

納豆 ……… 1パック（50ｇ）
三つ葉 ……… 1～2本
昆布だし ……… 150ml
みそ ……… 大さじ1

作り方

① 三つ葉は3cm幅に切る。
② 鍋に昆布だしと納豆を入れて強火で1分加熱する。
③ 弱火にしてみそを溶き入れ、①を加える。

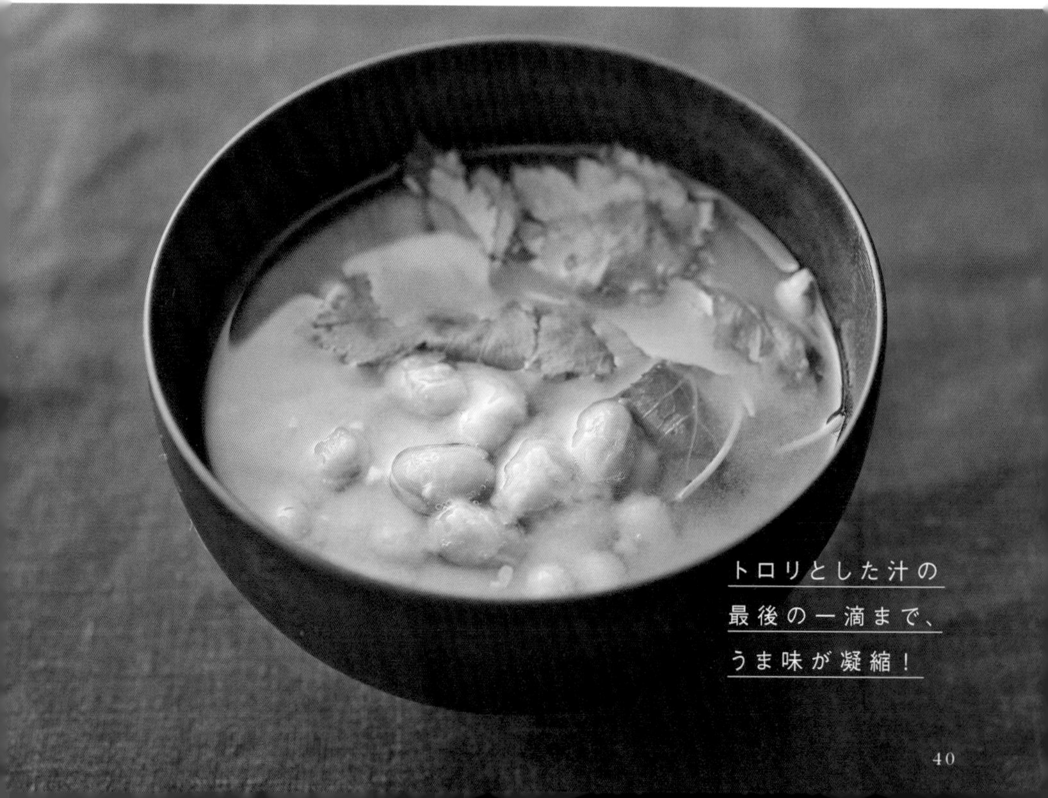

トロリとした汁の
最後の一滴まで、
うま味が凝縮！

さば缶とパプリカのみそ汁

さばはアミノ酸バランス抜群の良質なたんぱく質がとれます。さばの油に含まれるEPAやDHAには血流をよくして、くすみを改善する効果もあります。

材料（1人分）

さば缶（水煮）--- 50 g
パプリカ ---------- 1/8個（20 g）
昆布だし ---------- 150ml
みそ ---------------- 大さじ1
おろししょうが（好みで）
--------------------- 適量

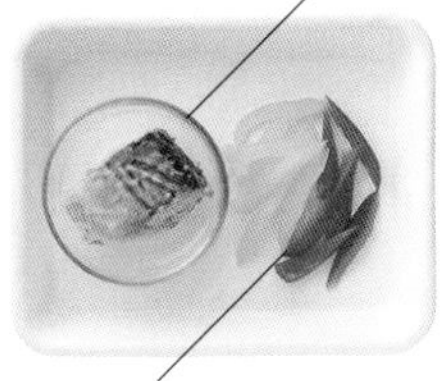

【さば】コラーゲンと良質な油がたっぷり。

【パプリカ】ビタミンC豊富で抗酸化力も強い。

作り方

① パプリカは薄切りにする。
② 鍋に昆布だしと缶汁を切ったさば、①を入れて強火で1分加熱する。
③ 弱火にしてみそを溶き入れる。器によそい、おろししょうがを乗せる。

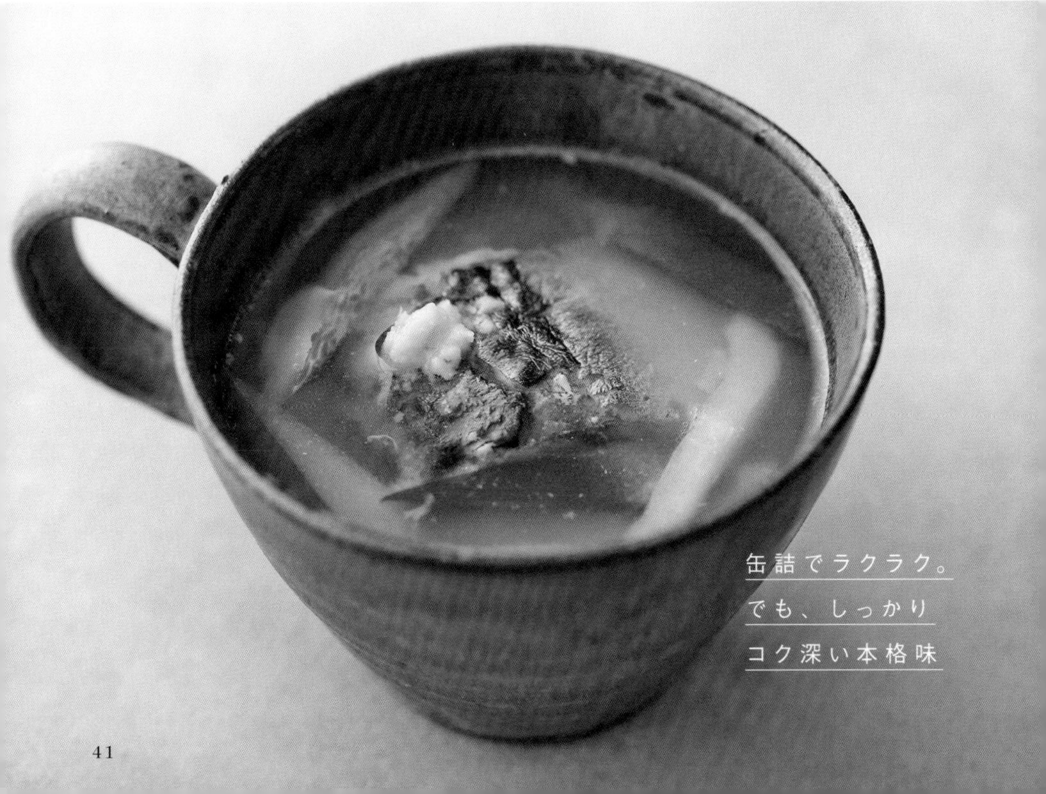

缶詰でラクラク。
でも、しっかり
コク深い本格味

かにかまと水菜のみそ汁

余分な脂質をとらずに、たんぱく質を効率よく摂取できるため、ダイエッターにも人気のかにかま。常備しておくと便利な食材です。

材料（1人分）

かにかま ---------- 2本
水菜 ---------------- 3～4本
昆布だし ---------- 150ml
みそ ---------------- 大さじ1
おろしにんにく（好みで）
---------------------- 適量

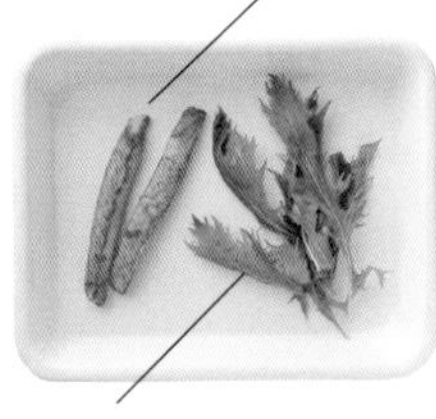

【かにかま】原料はスケトウダラ。たんぱく質豊富！

【水菜】ビタミンCやポリフェノールを含有。

作り方

① かにかまは手でほぐし、水菜は3cm幅に切る。
② 鍋に昆布だしとかにかまを入れ、強火で1分加熱する。
③ 弱火にしてみそを溶き入れ、水菜を加える。器によそい、おろしにんにくを乗せる。

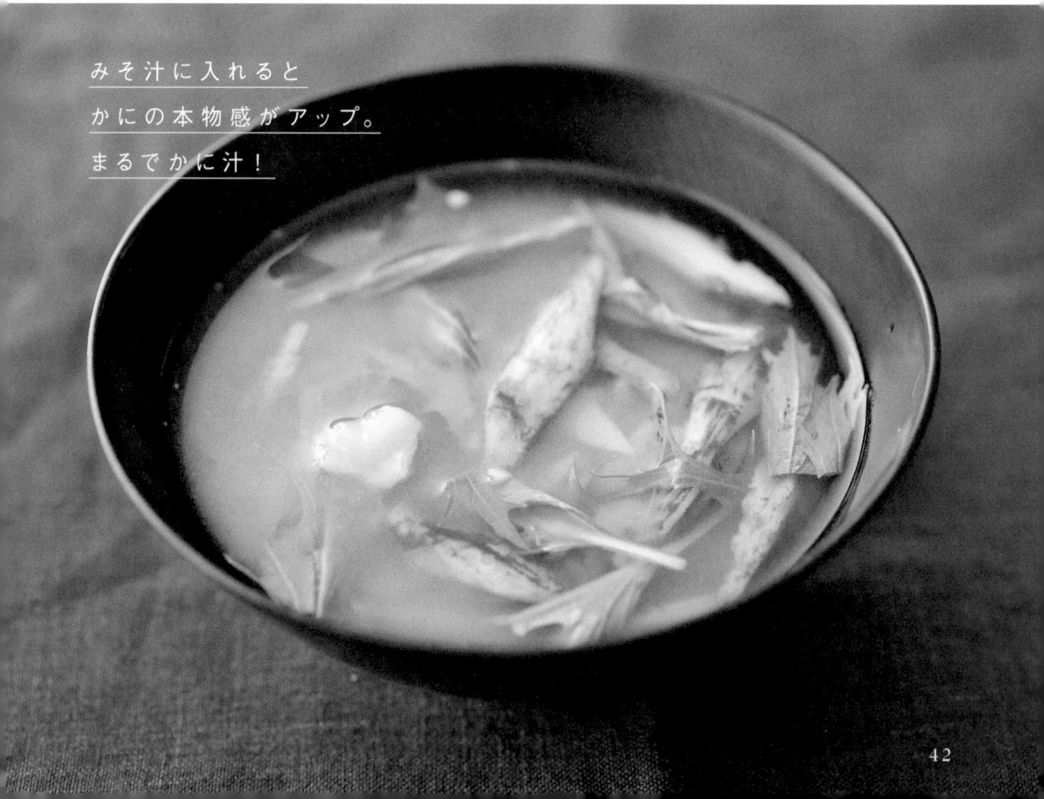

みそ汁に入れると
かにの本物感がアップ。
まるでかに汁！

ツナとキャベツのみそ汁

ツナとキャベツはみそ汁でも名コンビ。
無限キャベツのように食べ続けたいおいしさです。

材料（1人分）

ツナ（水煮缶）……1/2缶（25g）
キャベツ……1/2枚
昆布だし……150ml
みそ……大さじ1

作り方

① キャベツは千切りにする。
② 鍋に昆布だしと缶汁を切ったツナ、①を入れて強火で1分加熱する。
③ 弱火にしてみそを溶き入れる。

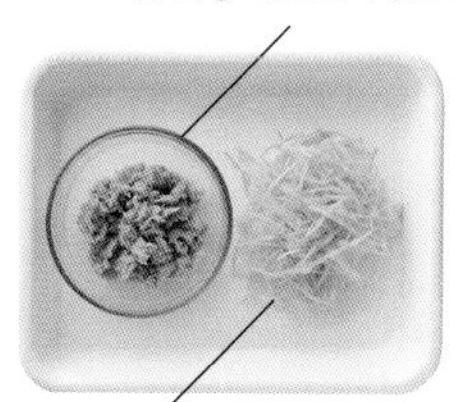

【ツナ】
100gあたり
約18gのたんぱく質が！

【キャベツ】
ビタミンCを豊富に含んでいる。

じゃことかいわれのみそ汁

丸ごと食べられるちりめんじゃこは栄養抜群。
天日干しによってうま味もたっぷり！

材料（1人分）

ちりめんじゃこ……10g
かいわれ大根……15g
昆布だし……150ml
みそ……大さじ1

作り方

① 鍋に昆布だしとちりめんじゃこを入れ、強火で1分加熱する。
② 弱火にしてみそを溶き入れる。
③ かいわれ大根を加える。

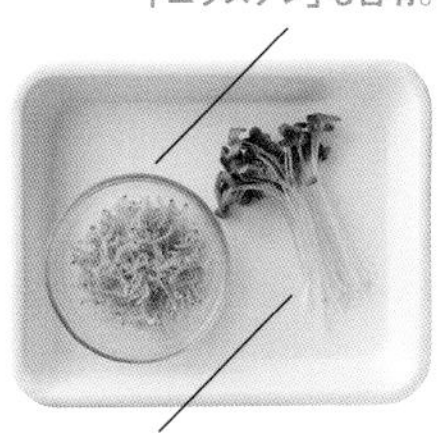

【ちりめんじゃこ】
コラーゲンをつなぐ成分
「エラスチン」も含有。

【かいわれ大根】
ビタミンC豊富。
デトックス効果も高い！

カマンベールチーズとバジルのみそ汁

発酵食品であるチーズは、みそ汁との相性抜群。
イタリアンのスープのような味わいです。

材料（1人分）

カマンベールチーズ……1/4個（25g）
乾燥バジル……適量
昆布だし……150ml
みそ……大さじ1

作り方

① 鍋に昆布だしとカマンベールチーズを入れ、強火で1分加熱する。
② 弱火にしてみそを溶き入れ、乾燥バジルをちらす。

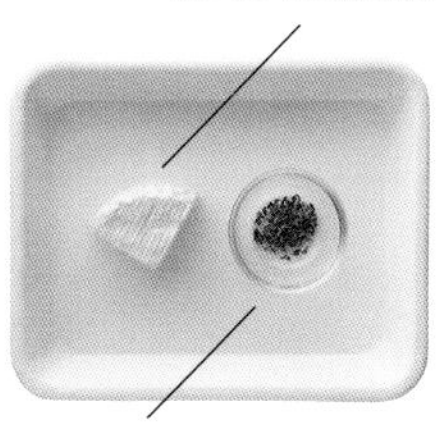

【カマンベールチーズ】
たんぱく質のほか
ビタミンB_2も豊富。

【乾燥バジル】
ビタミンCたっぷり。
乾燥で栄養が凝縮。

【ビタミンA】×【ビタミンB群】

吹き出物・毛穴に効く美肌みそ汁

セロリの食物繊維でおなかもスッキリ

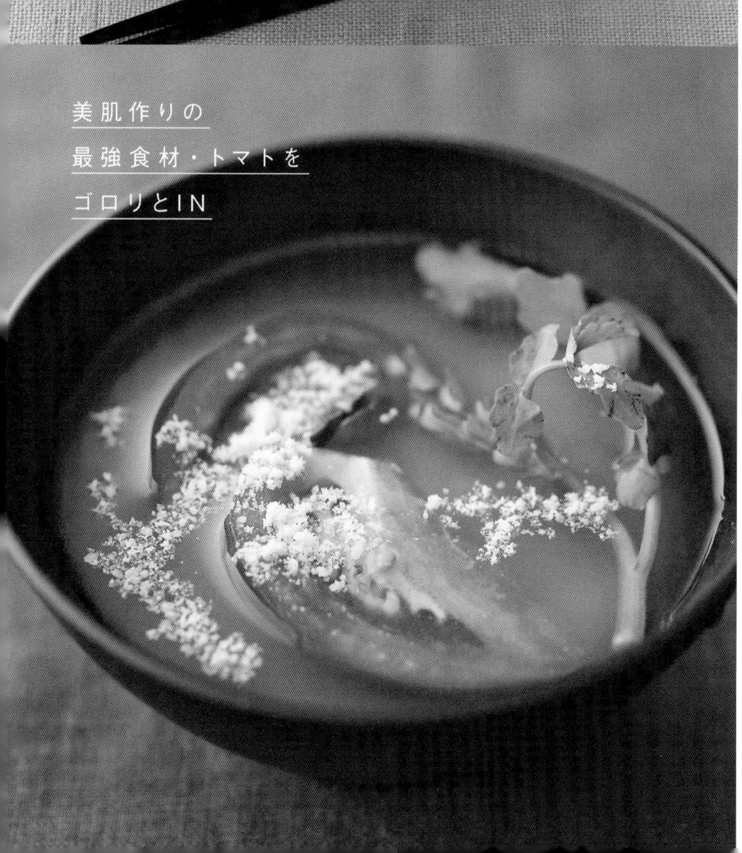

美肌作りの最強食材・トマトをゴロリとIN

吹き出物や、毛穴トラブルの原因は、皮脂の過剰な分泌。脂質の代謝を上げて皮脂分泌を適性に保つビタミンA、ビタミンB群を摂取しましょう。緑黄色野菜に含まれるβカロテンは、体内でビタミンAに変換されます。

にんじんとセロリのみそ汁

シャキシャキのセロリとにんじんに、みそ＋ごま油風味のドレッシングをかけたようなみそ汁。サラダ感覚で食べられます。

材料 （1人分）

- **にんじん** ………… 1/5本（30g）
- **セロリ** ………… 1/8本（20g）
- 昆布だし ………… 150ml
- みそ ………… 大さじ1
- ごま油 ………… 適量

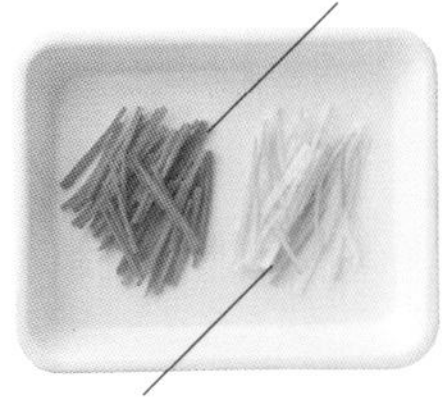

【にんじん】 βカロテンが豊富！

【セロリ】 複数種類のビタミン類が含まれる。

作り方

① にんじんとセロリは千切りにする。
② 鍋に昆布だしと①を入れて強火で1分加熱する。
③ 弱火にしてみそを溶き入れる。器によそい、ごま油を垂らす。

トマトとクレソンのみそ汁

トマトはうま味成分のグルタミン酸を含有。だし汁、みそ、トマトの相乗効果で、奥深いおいしさになります。

材料 （1人分）

- **トマト** ………… 中1/4個（30g）
- **クレソン** ………… 1本
- 昆布だし ………… 150ml
- みそ ………… 大さじ1
- 粉チーズ ………… 適量

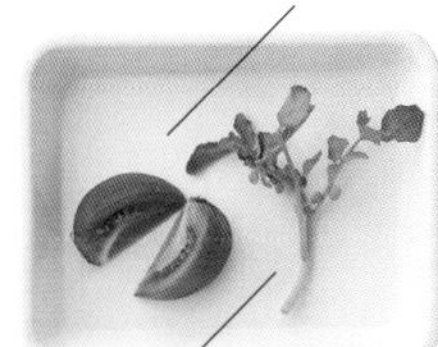

【トマト】 βカロテンやリコピンが豊富！

【クレソン】 ビタミンB6やビタミンB12がたっぷり。

作り方

① トマトはくし形に切る。
② 鍋に昆布だしと①を入れ、強火で1分加熱する。
③ 弱火にしてみそを溶き入れる。器によそい、粉チーズをふる。

たこと ブロッコリーのみそ汁

ゆでだこを使い、ブロッコリーを小さく切ることが、時短のコツです。
オリーブ油を加えてビタミンAの吸収率＆コクをアップ。

材料（1人分）

ゆでだこ ………… 30ｇ
ブロッコリー …… 2房
昆布だし ………… 150ml
みそ ……………… 大さじ1
オリーブ油 ……… 適量

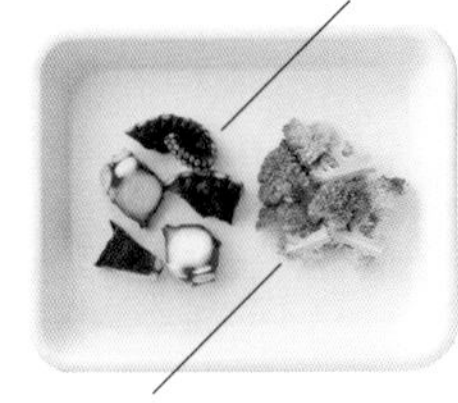

【たこ】ビタミンB群の「ナイアシン」を含有。

【ブロッコリー】
βカロテンとビタミンCがたっぷり。

作り方

① ゆでだことブロッコリーを、それぞれひと口大に切る。
② 鍋に昆布だしと①を入れて、強火で1分加熱する。
③ 弱火にしてみそを溶き入れる。器によそい、オリーブ油を垂らす。

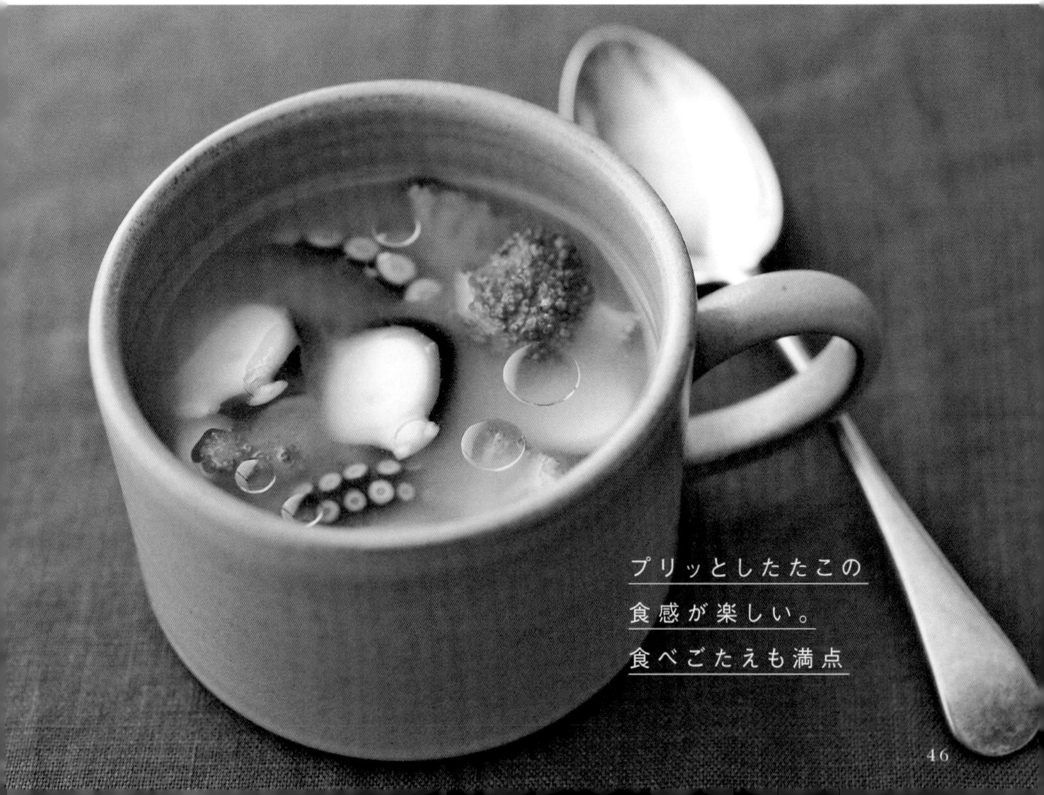

プリッとしたたこの
食感が楽しい。
食べごたえも満点

春菊とわかめのみそ汁

春菊は鍋だけじゃなくみそ汁にもピッタリ。
ほろ苦のうま味がクセになります。

材料（1人分）

春菊 ---------- 2本
乾燥わかめ --- 大さじ1
昆布だし ------ 150ml
みそ ---------- 大さじ1

作り方

① 春菊は3cm幅に切る。
② 鍋に昆布だしと①、乾燥わかめを入れて強火で1分加熱する。
③ 弱火にしてみそを溶き入れる。

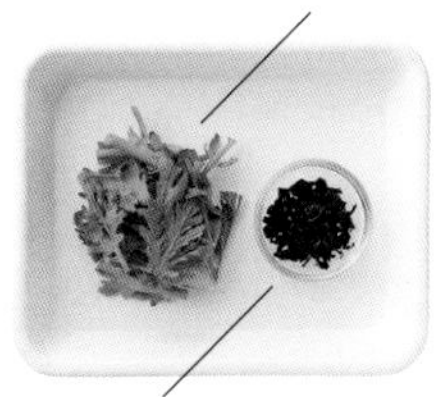

【春菊】
βカロテン満載！

【わかめ】
野菜にも負けない、
海のビタミン！

うずらの卵といんげんのみそ汁

うずらの卵は、鶏卵に負けない栄養抜群のスーパーフード。
手軽な水煮を活用します。

材料（1人分）

うずらの卵（水煮）--- 2個
いんげん ------------ 4本
昆布だし ------------ 150ml
みそ ---------------- 大さじ1

作り方

① いんげんは斜め薄切りにする。
② 鍋に昆布だしと①、うずらの卵を入れて強火で1分加熱する。
③ 弱火にしてみそを溶き入れる。

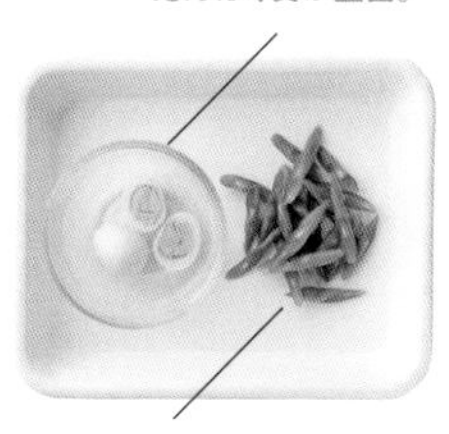

【うずらの卵】
ビタミン類＆
たんぱく質が豊富。

【いんげん】
各ビタミンをバランスよく含有。

たらことバターのみそ汁

バターは、美容液にも配合される「レチノール」が豊富。
たらこの塩味とよく合う白みそもおすすめです。

材料（1人分）

たらこ -------- 1本（40g）
バター -------- 5g
昆布だし ------ 150ml
みそ ---------- 大さじ1

作り方

① たらこは半分に切る。
② 鍋に昆布だしと①を入れて強火で1分加熱する。
③ 弱火にしてバターとみそを入れて溶く。

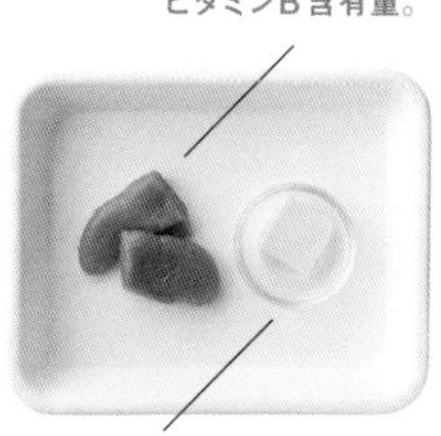

【たらこ】
魚介類でトップクラスの
ビタミンB含有量。

【バター】
ビタミンAである
「レチノール」がたっぷり。

【ビタミンE】×【硫化アリル】×【鉄分】

くすみ・くまに効く美肌みそ汁

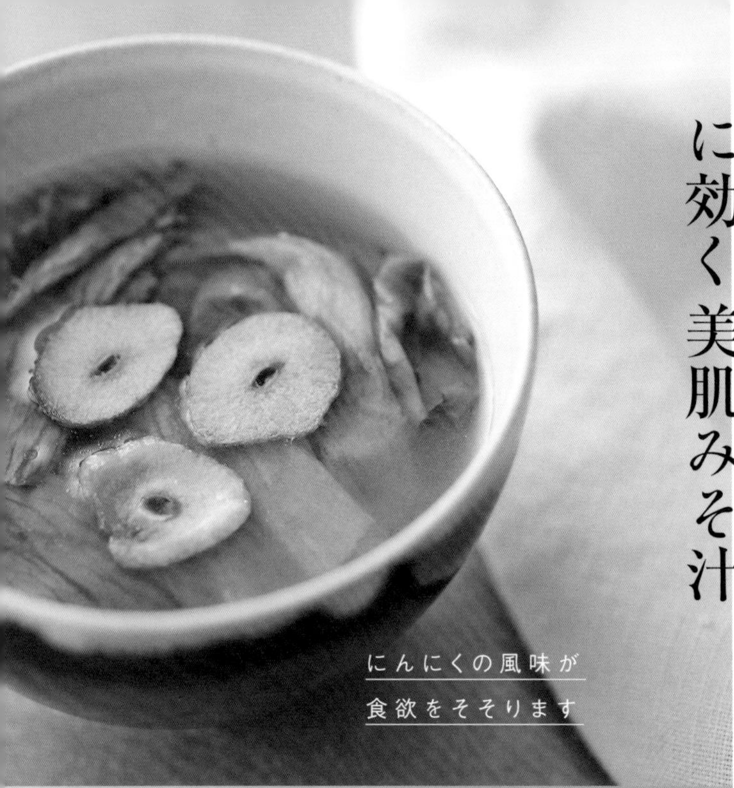

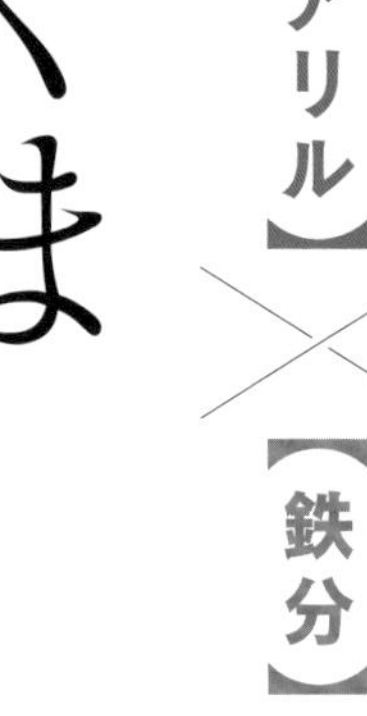

にんにくの風味が
食欲をそそります

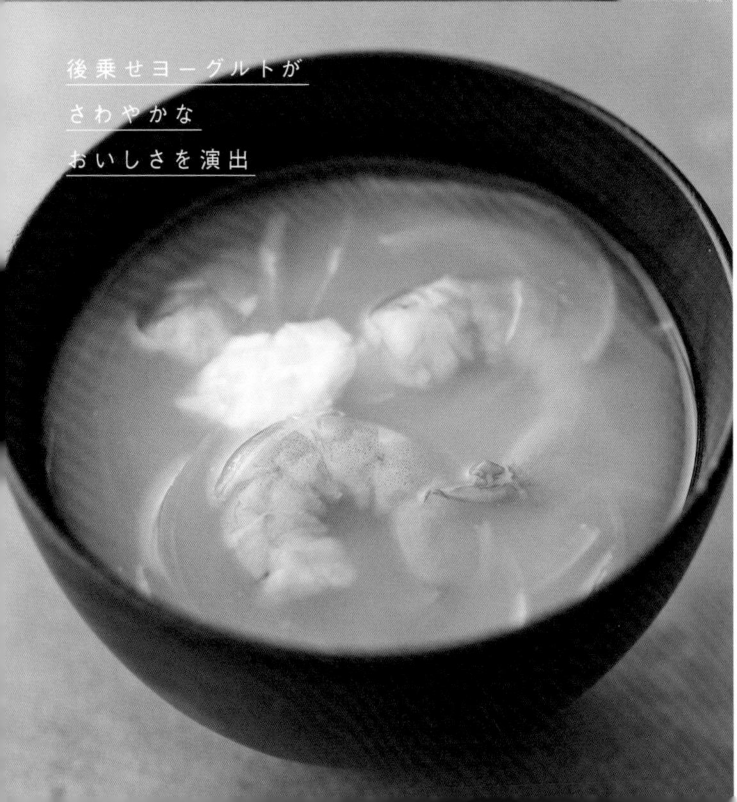

後乗せヨーグルトが
さわやかな
おいしさを演出

くすみやくまの主な原因は血流の悪化。血行を促進してくれるビタミンEや硫化アリル、肌細胞への酸素供給量を上げる鉄分を積極的にとりましょう。これらの栄養素が十分とれると、肩こりや疲れも改善します。

レタスとにんにくチップのみそ汁

レタスはビタミンC、Eのほか鉄分も含有。にんにくは血流改善、腸活、冷え改善など女性にうれしい効果が満載。にんにくチップは常備しておくと便利です。

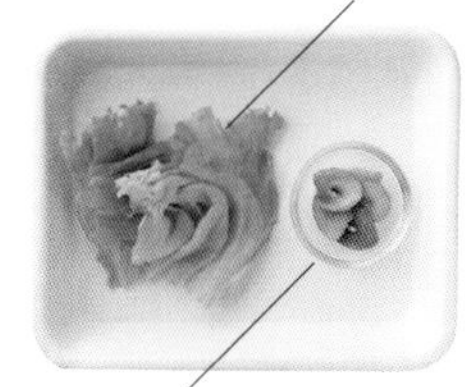

【レタス】美肌にうれしいビタミン類がたっぷり。

【にんにく】血流改善＆皮膚の新陳代謝改善に◎！

材料（1人分）

- **レタス** ------------ 1枚
- **にんにくチップ** -- 3〜4枚
- 昆布だし --------- 150ml
- みそ --------------- 大さじ1

作り方

① レタスは食べやすい大きさにちぎる。
② 鍋に昆布だしと①を入れて強火で1分加熱する。
③ 弱火にしてみそを溶き入れ、にんにくチップを加える。

簡単にんにくチップの作り方

にんにく4かけを薄切りにする。オリーブ油大さじ2を引いたフライパンに入れて弱火で15分加熱し、キッチンペーパーで余分な油を取る。

えびと玉ねぎのみそ汁

えびの「アスタキサンチン」は活性酸素を除去する美肌の味方。玉ねぎの辛みが大丈夫な人は生のまま後乗せで。硫化アリルをたっぷりとれます。

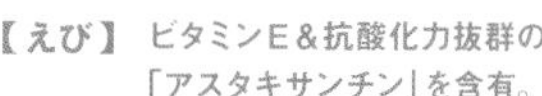

【えび】ビタミンE＆抗酸化力抜群の「アスタキサンチン」を含有。

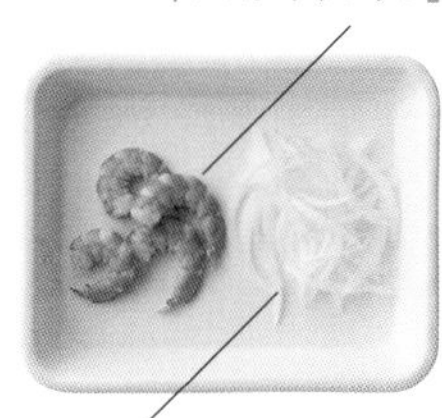

【玉ねぎ】硫化アリルたっぷりで血液サラサラ。

材料（1人分）

- **えび**（ゆで） ------- 4〜5尾（30g）
- **玉ねぎ** ------------- 1/10個（20g）
- 昆布だし --------- 150ml
- みそ --------------- 大さじ1
- ヨーグルト（無糖） --- 適量

作り方

① 玉ねぎは薄切りにする。
② 鍋に昆布だしとえび、①を入れて強火で1分加熱する。
③ 弱火にしてみそを溶き入れる。器によそい、ヨーグルトを乗せる。

かぼちゃと干しぶどうのみそ汁

かぼちゃの甘さが、干しぶどうの酸味で引き立ちます。かぼちゃは冷凍でもOK。冷凍の場合、だしといっしょにひと煮立ちさせふたをして弱火で煮ます。

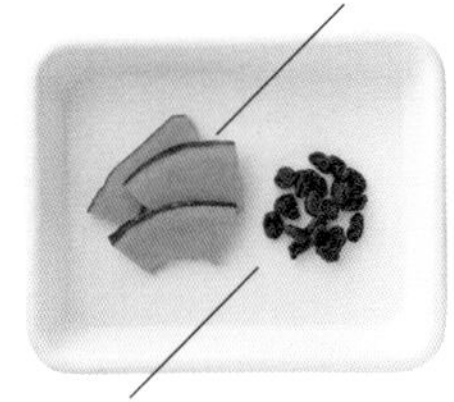

【かぼちゃ】緑黄色野菜の王様。ビタミンE豊富！

【干しぶどう】鉄分などぶどうの栄養がギュッと凝縮。

材料（1人分）

かぼちゃ ………… 30g
干しぶどう ……… 10g
昆布だし ………… 180ml
みそ ……………… 大さじ1

作り方

① かぼちゃは2～3mmの薄切りにする。干しぶどうは熱湯をサッとかける。
② 鍋に昆布だしとかぼちゃを入れる。強火にかけてひと煮立ちしたら弱火にして3分加熱する。
③ みそを溶き入れ、干しぶどうを加える。

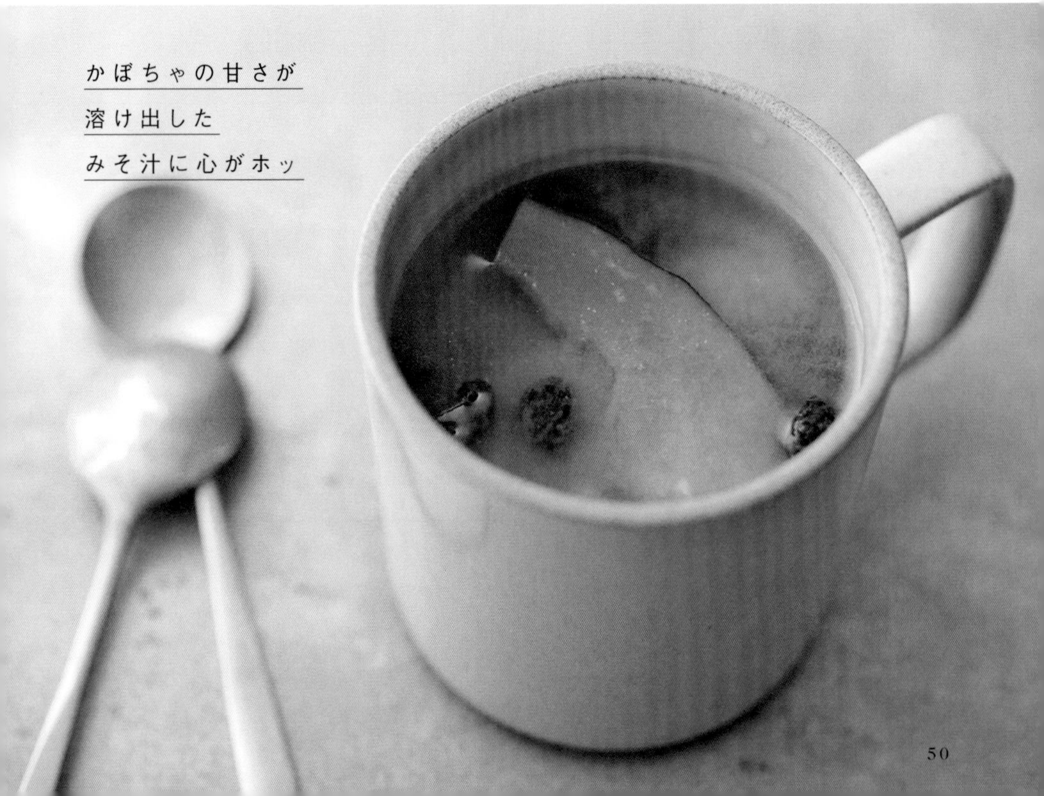

かぼちゃの甘さが
溶け出した
みそ汁に心がホッ

青ねぎとミックスナッツのみそ汁

ナッツは吹き出物を作る犯人ではなく、実は美肌の味方。
適度にとりましょう。香ばしさがクセになる1杯です。

材料（1人分）

青ねぎ ………… 4本
ミックスナッツ（無塩）………… 5～6粒
昆布だし ……… 150ml
みそ ………… 大さじ1

作り方

① 青ねぎは小口切りにする。ミックスナッツは粗く刻む。
② 鍋に昆布だしと青ねぎを入れて強火で1分加熱する。
③ 弱火にしてみそを溶き入れ、ミックスナッツを加える。

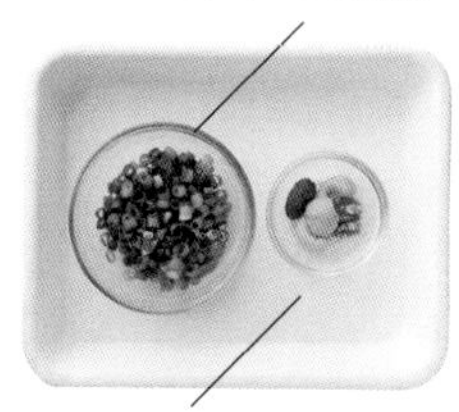

【青ねぎ】
硫化アリルたっぷり。ビタミンCも豊富。

【ミックスナッツ】
ビタミンEや体にいいオメガ3脂肪酸を含有。

アボカドとパクチーのみそ汁

「森のバター」と呼ばれるアボカド。
クリーミーでまろやかな味わいに仕上がります。

材料（1人分）

アボカド ……… 1/4個
パクチー ……… 1本
昆布だし ……… 150ml
みそ ………… 大さじ1

作り方

① アボカドは2cmの角切り、パクチーは3cm幅に切る。
② 鍋に昆布だしとアボカドを入れて強火で1分加熱する。
③ 弱火にしてみそを溶き入れ、パクチーを加える。

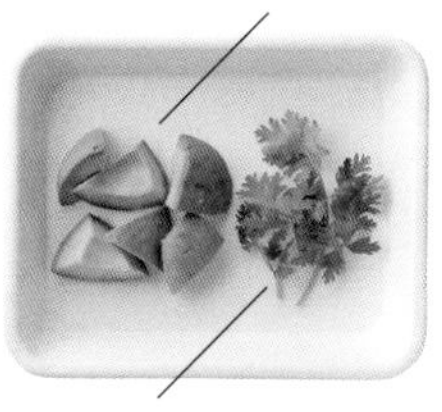

【アボカド】
ビタミンEや食物繊維など美肌成分が満載。

【パクチー】
鉄分やβカロテンがたっぷり。

あさりと長ねぎのみそ汁

みそ汁の王道コンビは、美肌栄養の観点からも優秀。
好みで七味唐辛子をふるとさらに血行が促進。

材料（1人分）

あさり（水煮缶）………… 20g
長ねぎ ………… 5cm（10g）
昆布だし ……… 150ml
みそ ………… 大さじ1

作り方

① 長ねぎは斜め薄切りにする。
② 鍋に昆布だしとあさり、①を入れて強火で1分加熱する。
③ 弱火にしてみそを溶き入れる。

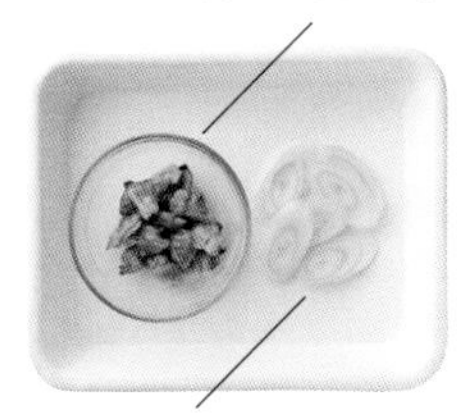

【あさり】
鉄分や亜鉛などミネラルをとれる。

【長ねぎ】
硫化アリル含有。かぜ予防にも◎。

【カリウム】×【ビタミンB群】

むくみに効く美肌みそ汁

薄いリボン状のきゅうりは、見た目も食感も新鮮！

むくみは水分代謝の滞りが原因。また、塩分には水を抱え込む性質があるため、塩分のとりすぎもむくみに直結します。予防や改善には、水分、塩分を排出するカリウムや、水分代謝を助けるビタミンB群の摂取が効果的です。

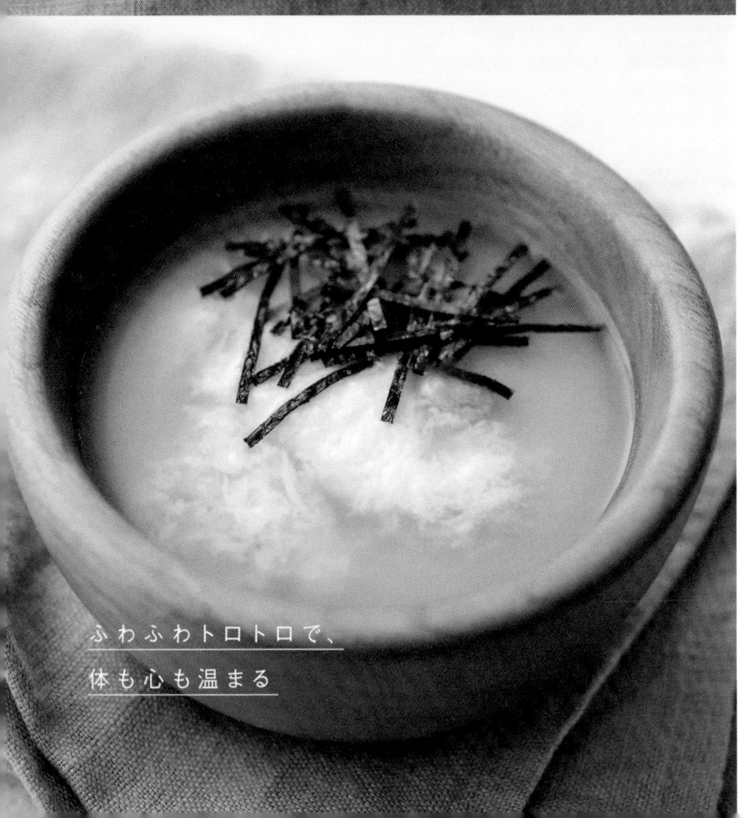

ふわふわトロトロで、体も心も温まる

きゅうりとかつお節のみそ汁

昆布とかつお節、Wのうま味が薄切りにしたきゅうりにしっかりしみ込みます。暑い日は、冷やして飲むのもおすすめ。

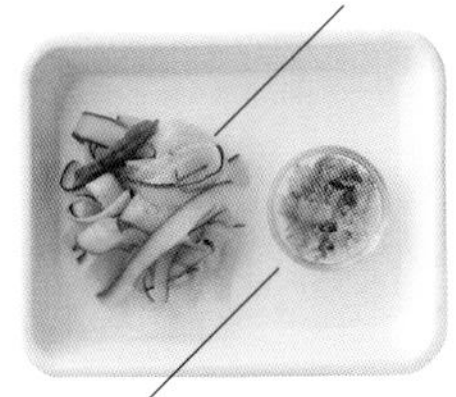

【きゅうり】カリウム豊富。体内の塩分をスムーズに排出。

【かつお節】ビタミンB1、B6、B12を含有。たんぱく質も豊富。

材料（1人分）

きゅうり ………… 1/2本（50g）
かつお節 ………… ひとつまみ
昆布だし ………… 150ml
みそ ………… 大さじ1

作り方

① きゅうりはピーラーで薄くリボン状にする。
② 鍋に昆布だしと①を入れて強火で1分加熱する。
③ 弱火にしてみそを溶き入れる。器によそい、かつお節を乗せる。

やまといもと刻みのりのみそ汁

お腹にたまる1杯。やまといもはキッチンペーパーで包むとすりおろしやすくなります。味のアクセントのわさびにもカリウムがたっぷり。

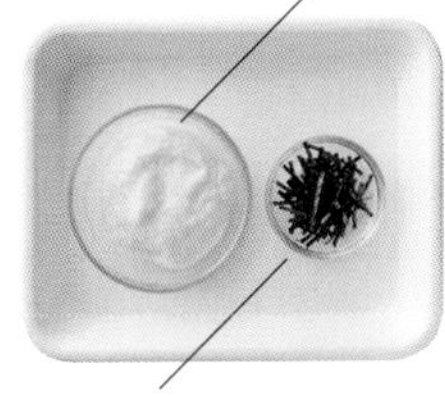

【やまといも】カリウムや肌の保湿に役立つ「ムチン」を含有。

【のり】ビタミンCやB群が豊富なスーパー美容食材。

材料（1人分）

やまといも ………… 5cm（50g）
刻みのり ………… 適量
昆布だし ………… 150ml
みそ ………… 大さじ1
わさび ………… 適量

作り方

① やまといもはすりおろす。
② 鍋に昆布だしと①を入れて強火で1分加熱する。
③ 弱火にしてみそを溶き入れる。器によそい、刻みのりとわさびを乗せる。

里いもときぬさやのみそ汁

里いもはぬめりの元である「ガラクタン」という食物繊維も含有。便秘解消に役立ちます。血行促進効果抜群のゆずこしょうをちょい足し！

材料（1人分）

里いも（冷凍）…… 3個（50g）
きぬさや …… 2枚
昆布だし …… 150ml
みそ …… 大さじ1
ゆずこしょう …… 適量

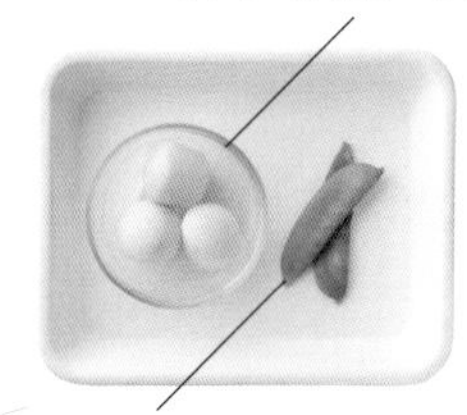

【里いも】いも類の中でカリウム含有量が最も高い。

【きぬさや】ビタミンB1、B2のほかβカロテンも豊富。

作り方

① 里いもは流水で解凍する。きぬさやは筋を取る。
② 鍋に昆布だしと①を入れ、強火で1分加熱する。
③ 弱火にしてみそを溶き入れる。器によそい、ゆずこしょうを乗せる。

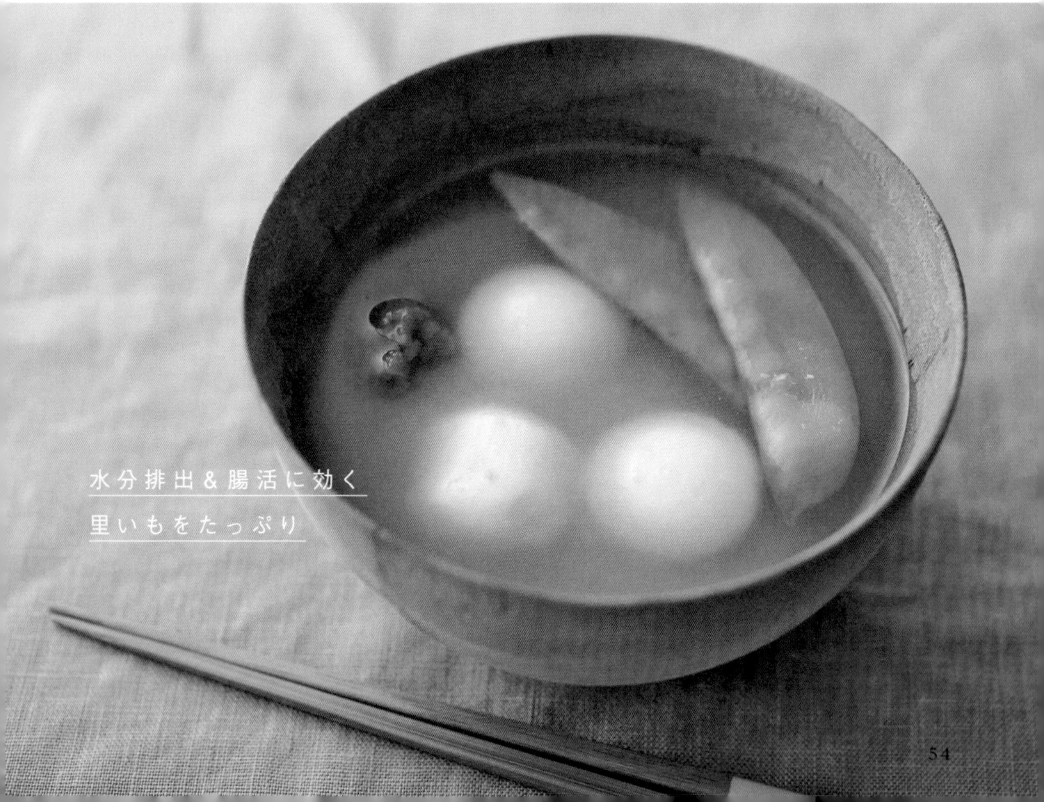

水分排出&腸活に効く
里いもをたっぷり

なめたけとブラックペッパーのみそ汁

えのきたけはみそ汁でおなじみの具材ですが、
なめたけを使うとより手軽に。甘い白みそがよく合います。

材料（1人分）

なめたけ ------ 50g
ブラックペッパー
----------------- ひとつまみ
昆布だし ------ 150ml
みそ ----------- 大さじ1

作り方

① 鍋に昆布だしとなめたけを入れて、強火で1分加熱する。
② 弱火にしてみそを溶き入れ、ブラックペッパーをふる。

【なめたけ】
カリウムや食物繊維を豊富に含む。

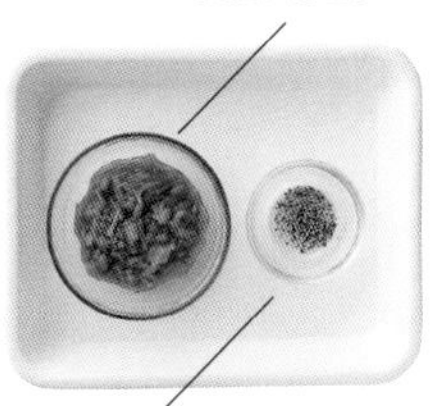

【ブラックペッパー】
ビタミンB群や複数のミネラルを含有。

干しいもとねりごまのみそ汁

さつまいも→干しいも、ごま→ねりごまにしたことで、
栄養価とこっくり具合がアップ。

材料（1人分）

干しいも ------ 30g
ねりごま ------- 小さじ1
昆布だし ------ 150ml
みそ ----------- 大さじ1

作り方

① 干しいもは食べやすい大きさに切る。
② 鍋に昆布だしと①を入れて強火で1分加熱する。
③ 弱火にして、ねりごまとみそを溶き入れる。

【干しいも】
乾燥によってカリウムが凝縮。

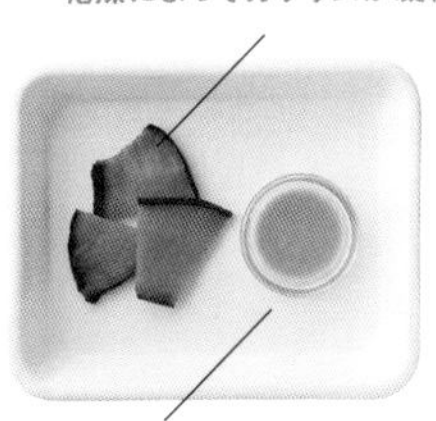

【ねりごま】
ビタミンB_1を含有。

あずきとバナナのみそ汁

あずきは、むくみ改善のお助け食材。
甘じょっぱい、やさしい味わいです。

材料（1人分）

ゆであずき ---- 30g
バナナ --------- 1/3本（50g）
昆布だし ------ 150ml
みそ ----------- 大さじ1

作り方

① バナナはひと口大に切る。
② 鍋に昆布だしと①、ゆであずきを入れて強火で1分加熱する。
③ 弱火にしてみそを溶き入れる。

【ゆであずき】
カリウムや鉄分が豊富。

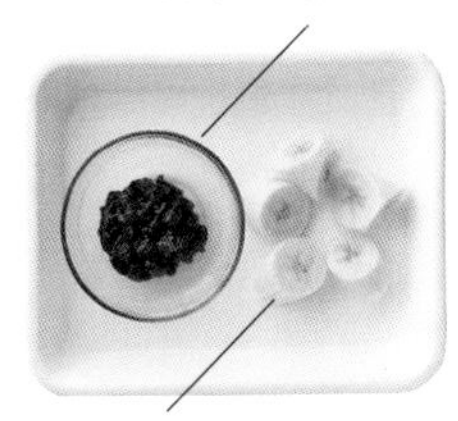

【バナナ】
ビタミン類やカリウムを含有。

美肌みそ汁生活を習慣化しやすい！

時短＆アレンジテク

いくら肌にいいみそ汁でも、短期間では効果は出にくいもの。
面倒になったり飽きたりするのを防ぐために、ラクに作れる時短テクや
食感のバリエーションが広がる切り方のアレンジを活用して
無理なく、楽しく続けていきましょう。

1／カット野菜を利用する

市販のカット野菜を使えば、下準備する手間が省けます。野菜を丸ごと買うのに比べ、使い切りやすいのもうれしいポイント。中には洗わず使えるものもあり、そのままお鍋に入れられます。

みそ汁におすすめのカット野菜

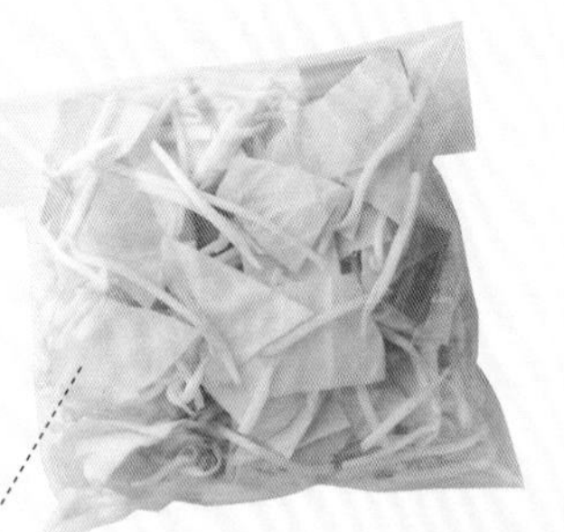

野菜炒めセット

キャベツやにんじん、もやしなど。そのまま使って、「トムカーガイ風みそ汁」(P.103) を具だくさんにアレンジするのも◎。

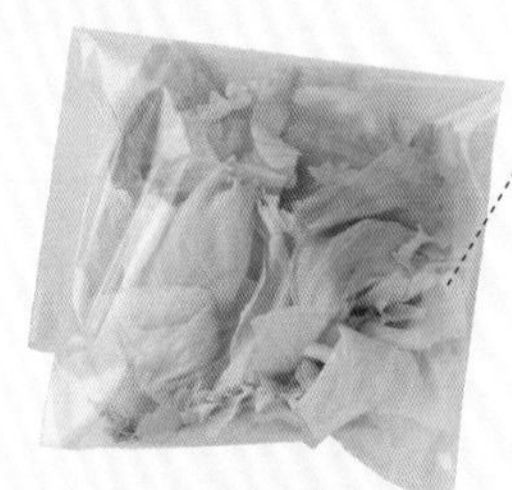

レタス

1袋60～80ｇと使い切りやすい量の商品が多数。「レタスとにんにくチップのみそ汁」(P.48) や「レタスとのりのみそ汁」(P.96) にも活用できます。

2／冷凍野菜を常備する

冷凍野菜は凍ったまま使えるものが多くて便利。自分で冷凍野菜を作る場合、根菜類は冷凍前に下ゆでをしておくと、みそ汁を作るときの加熱時間を短縮できます。コンビニやスーパーなどでも購入可能です。

※冷凍野菜は1か月を目安に食べきりましょう。

みそ汁におすすめの冷凍野菜

里いも

下ゆでしてから冷凍すると断然おいしくなります。ゆでたあと、あら熱を取り、水気をふき取ってから冷凍しましょう。

かぼちゃ

種とわたを取り、使うサイズに切ってから冷凍します。生のままでもOKですが、下ゆでしたりレンジで加熱してから冷凍すると調理が時短に。

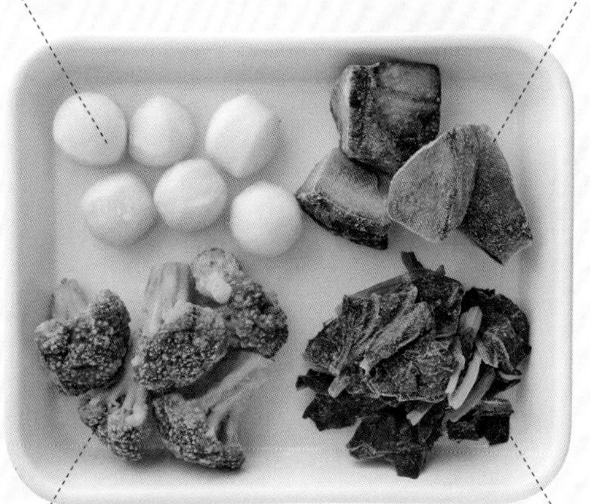

ブロッコリー

小房に分け、水気をふいてから冷凍します。下ゆでする場合も、冷凍前に水気をふくこと。固ゆでが食感を残すコツです。

ほうれん草

生のままでも冷凍できますが、アクが気になる人は固めに下ゆでしてから水気を絞り、3～4cm幅にカットして冷凍庫へ入れましょう。

3 乾物を活用して おいしさアップ！

食材を乾燥させることで栄養素がギュギュッと凝縮。みそを溶いただし汁と乾物さえあれば、美肌効果もおいしさも大満足のひと品が完成します。保存がきくので、ぜひストックしておきましょう。

みそ汁におすすめの乾物

高野豆腐

豆腐を凍らせて乾燥させたもの。良質な植物性たんぱく質の宝庫です。塩分のないだし汁に入れると溶けてしまうので、水で戻してから使います。

海藻

とろろ昆布、わかめ、のりなど。煮込む必要はなく、食べる直前にみそ汁に入れればOK。磯の香りが楽しめるミネラル豊かな1杯に。

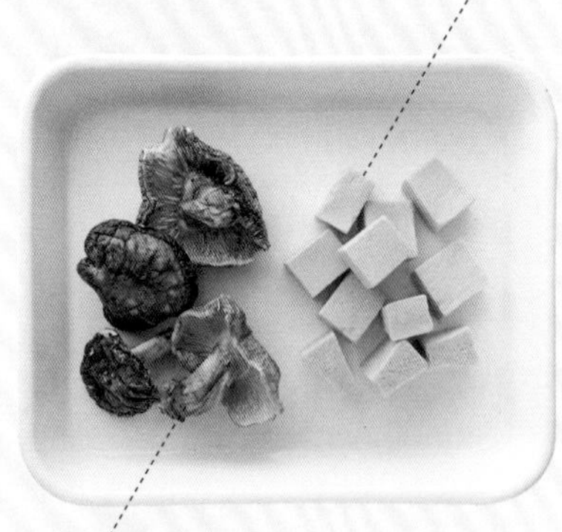

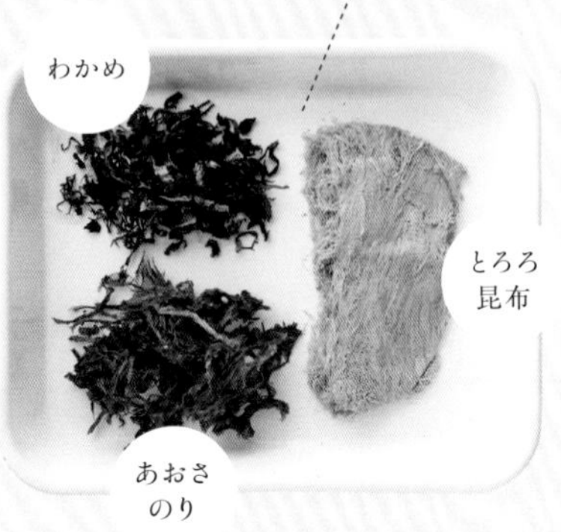

干ししいたけ

丸のままはうま味もたっぷり。戻す時間を短縮するならスライスタイプを。乾燥のまま鍋に入れ、加熱しながら戻します。

4／濃縮だし氷を作りおきする

昆布だしをストックするには冷凍保存が便利。濃いめに作った昆布だしを製氷皿で凍らせて、固まったら保存袋に。使うときは水を加えて加熱しましょう。約1か月保存できます。

水600mlに昆布18ｇを入れて30分置き、できた昆布だしを製氷皿に入れて凍らせる。みそ汁を作るときは氷1～2個（50ｇ）に水100mlを鍋に入れて火にかける（1杯分）。

※昆布が水を吸うため、出来上がりの昆布だしは約500mlになります。
※濃度が濃いため分離しやすくなりますが、味に影響はありません。

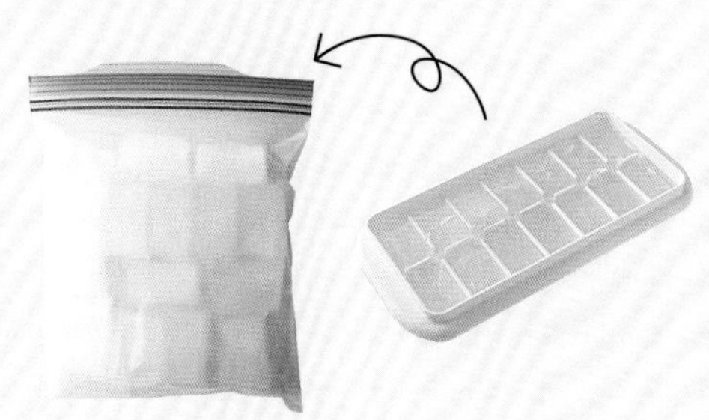

5／“みそ玉”で外出時もみそ汁を楽しむ

みそ（15ｇ）と顆粒だし（小さじ1/8）、乾物など好みの具をいっしょにラップで包めば完成。150mlのお湯で溶いていただきます。お湯さえあれば、職場など出先でも簡単にみそ汁が飲めます。

乾燥わかめ＋干しえび

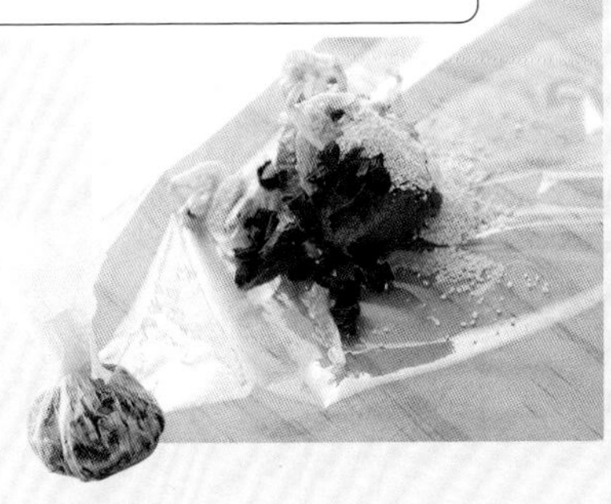

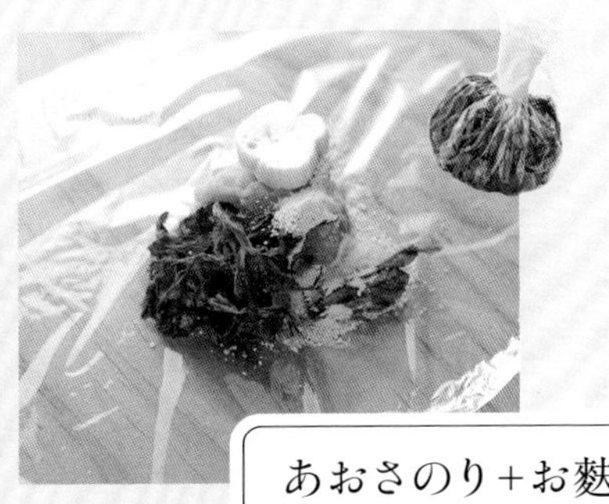

あおさのり＋お麩

6／具材の切り方を変え食感の違いを楽しむ

切り方を変えるだけで、食感や味わいが大変身。数日同じ具が続いても、飽きずに最後まで食べきることができます！

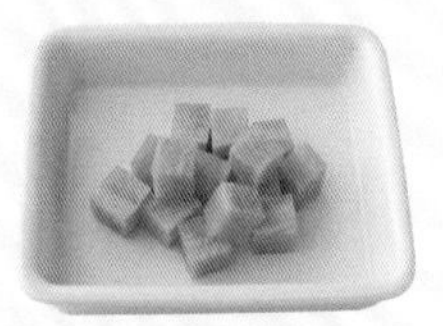

角切り

1cm角ほどのサイコロ状に切る。ほかの具も同サイズにそろえると火の入りが均一に。

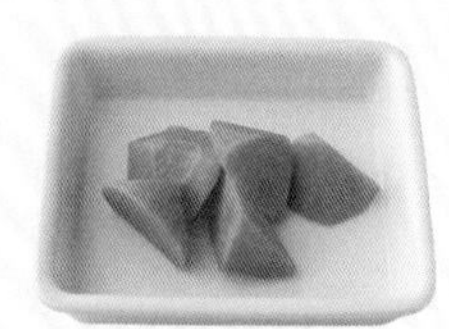

乱切り

にんじんを転がしながら角を斜めに切る。味がしみ込みやすく食べごたえも出る。

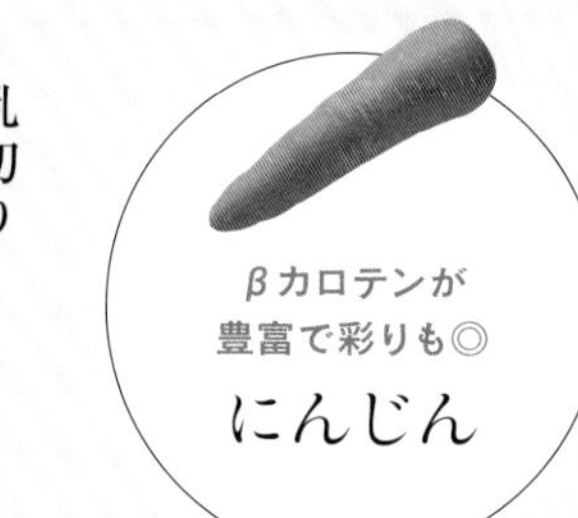

斜め薄切り

縦半分に切ってから斜めに薄切りする。火が通りやすい切り方。

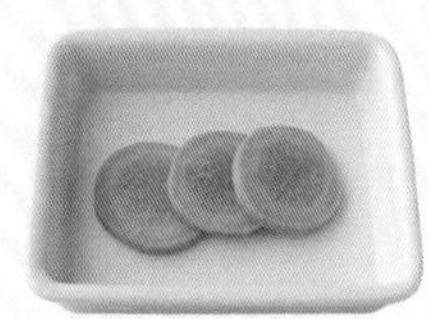

輪切り

横に一定幅で切る。食べごたえがほしいときは厚め、時短で作りたいときは薄めに。

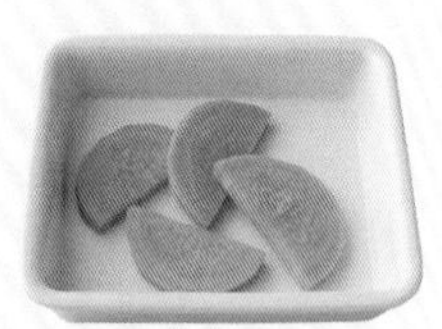

半月切り

縦半分に切ってから薄切りに。存在感があるので、彩り効果抜群。

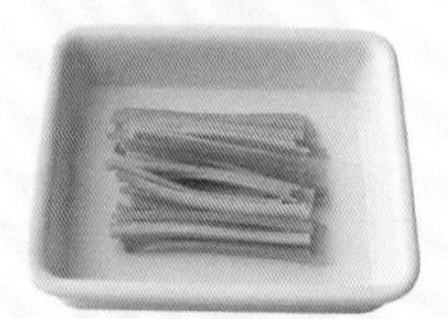

千切り

4～5cm長に切り縦に薄切り、寝かせて端から細く切る。1分みそ汁に◎。

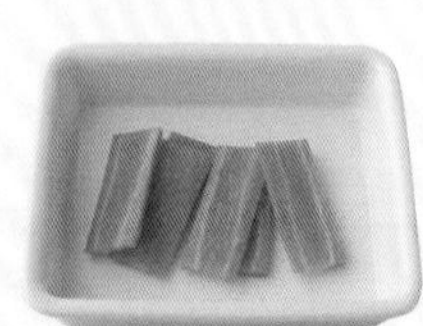

短冊切り

4～5cm長に切ってから縦1～2cm幅に切り、寝かせて薄切りに。火が通りやすい。

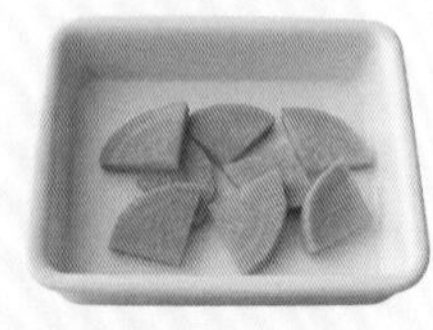

いちょう切り

縦に4分割してから、横に薄切りにする。小さいので食べやすい。

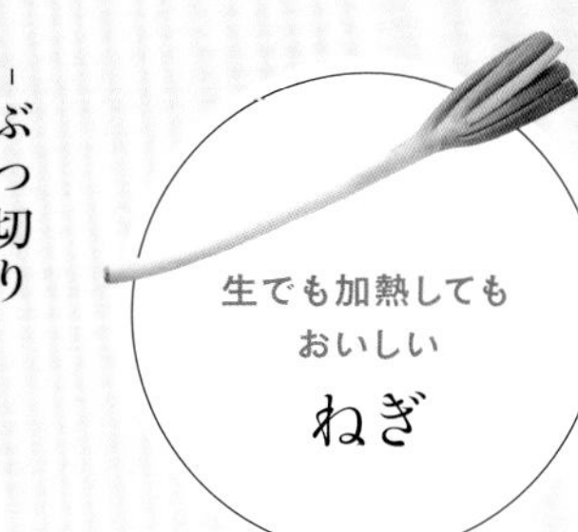

生でも加熱してもおいしい

ねぎ

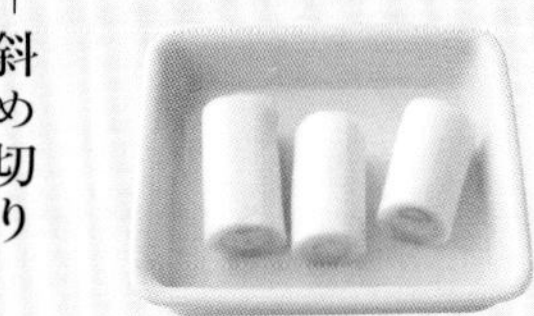

ぶつ切り

2～3cm長に切る。軽く焼いてみそ汁に入れると甘さと香ばしさを堪能できる。

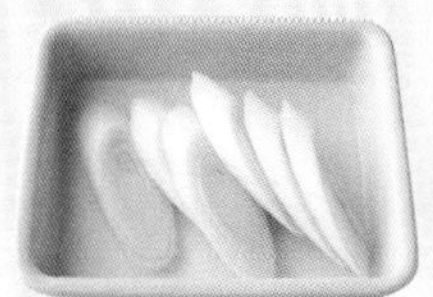

斜め切り

包丁を手前に引きながら斜めに切る。ねぎの甘さを引き出せる切り方。

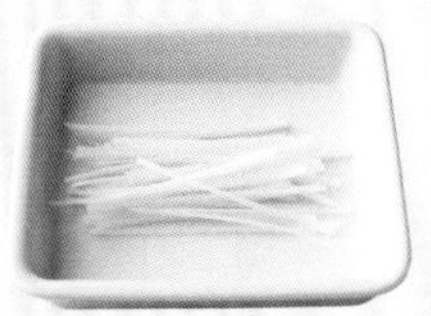

千切り（白髪ねぎ）

4～5cm長に切ってから繊維に沿って細く切る。トッピングに使ってもOK。

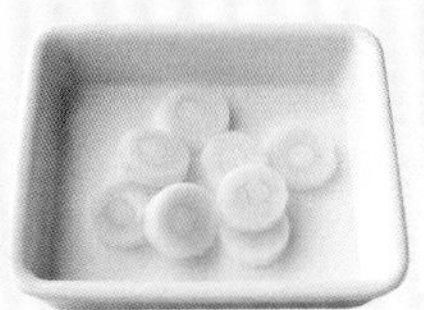

小口切り

ねぎの辛みを生かすなら5mm幅程度に。1～2mmの薄切りにすると冷や汁と好相性。

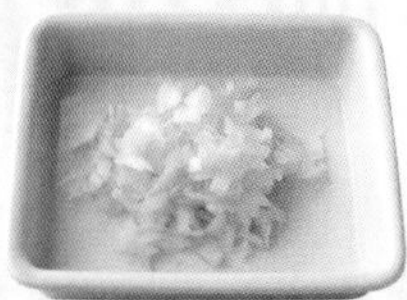

みじん切り

縦に切り込みを入れ、細かく刻む。生のままトッピングすると香りや味が際立つ。

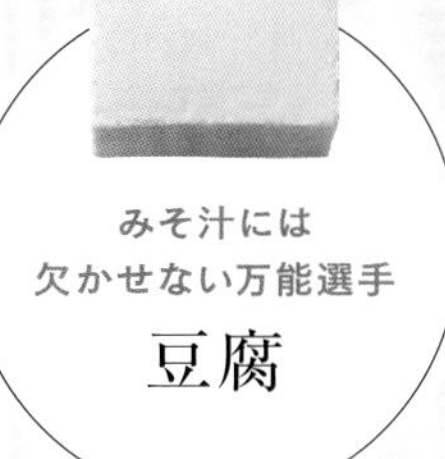

みそ汁には欠かせない万能選手

豆腐

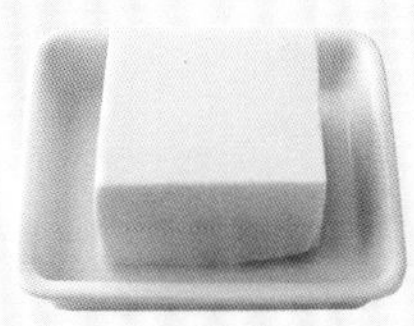

かたまり

切らずに丸ごと、みそ汁にIN！　切る手間がなく見た目のインパクトも大！

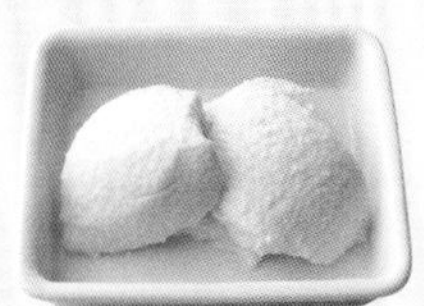

すくい

スプーンですくって鍋に入れる。断面が大きく不均一になるので味がしみやすい。

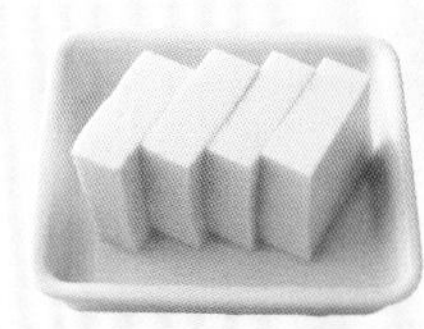

色紙切り

1丁を2～3㎝幅に切る。豆腐がメインのみそ汁で、存在感を発揮できる切り方。

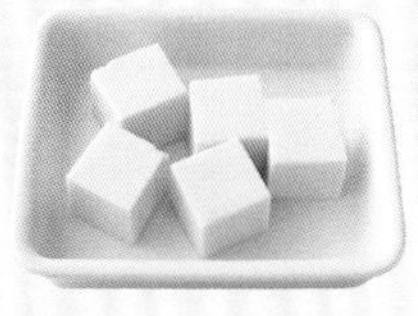

さいの目切り

手のひらに豆腐を乗せ水平方向に、続いて縦横それぞれ一定幅に切ってサイコロ状に。

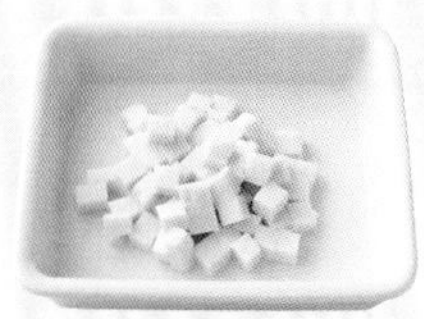

あられ切り

1辺5mm程度の小さなサイズの角切り。みそ汁が繊細で華やかな見た目に！

美肌みそ汁Q&A

みその選び方や保存の仕方など、美肌みそ汁生活を
続けるうえで気になる疑問にお答えします！

**美肌みそ汁に
おすすめのみそ**

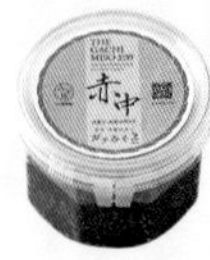

レシピ考案の岩木さんがプロデュースする木桶仕込みのみそ。140年続くこだわり製法の米麹、国産大豆、米、塩を使用。
「ガチみそ 赤中」200g 864円（税込）／職人醤油 前橋本店☎027-225-0012

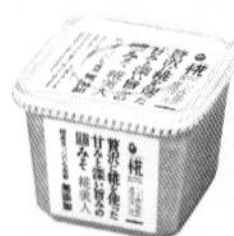

国産米100％の米糀を、2倍以上（マルコメ標準比）使用。食品添加物不使用で、やさしい甘みと深いうま味が特徴。「プラス糀 無添加 糀美人」650g オープン価格（参考税込価格538円）／マルコメ☎0120-85-5420

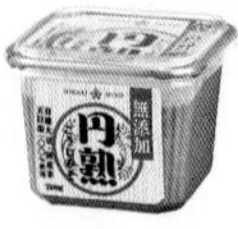

有機大豆、国産米、天日塩を100％使用。みそ本来のおいしさにこだわって作った粒みそ。鮮やかな透明度のある山吹色。
「無添加 円熟こうじみそ」750g 580円（税別）／ひかり味噌お客様相談室☎03-5940-8850

Q. 美肌効果を高めるには、どんなみそを使えばいい？

A. 米麹を原料にした茶色いみそからスタートしましょう。

みそは大きく分類すると「何を原料に作られているか」と「熟成期間の長さ」で種類が分けられます。原料が米麹なら米みそ、麦麹なら麦みそ、豆麹なら豆みそになり、熟成期間が長いほどみその色は濃くなります。

そのうち、肌の水分保持に力を発揮する「グルコシルセラミド」が含まれるのは米麹を使った米みそのみ。そして、強い抗酸化力で美白を助ける「メラノイジン」の含有量は、熟成期間が長いほど多くなります。

つまり美肌目的でみそを選ぶなら、米みそ、それも黄色よりも濃い色のものがベスト。

ただし腸内環境を整えたり、良質なたんぱく質を摂取する効果はどのみそも共通ですから、麦みそや豆みそ、色の淡い白みそを混ぜて使うのもおすすめです。

みその種類

分類1：麹の種類

みその原料は大豆、麹、塩の３つ。使う麹が米麹か、麦麹か、豆麹かによってみその種類は米みそ、麦みそ、豆みその３種類に分かれる。グルコシセラミドを含むのは米みそ。

みその原料　大豆 ＋ 麹 ＋ 塩

米麹 → **米みそ**

麦麹 → **麦みそ**

豆麹 → **豆みそ**

分類2：熟成期間

１か月ほど熟成させると白みそ、４～８か月が山吹色の淡色みそ、１年以上寝かせると赤みそに。色が濃いほどメラノイジンの量は増える。ちなみに、色と塩分濃度は無関係。

短い

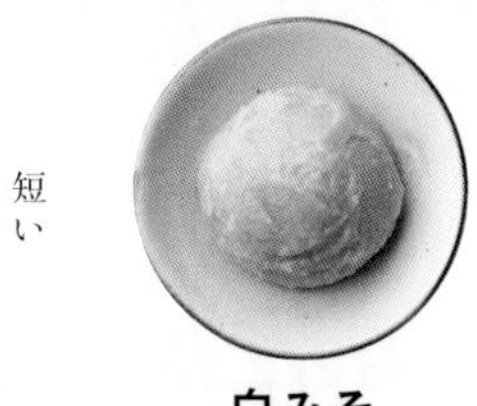

白みそ

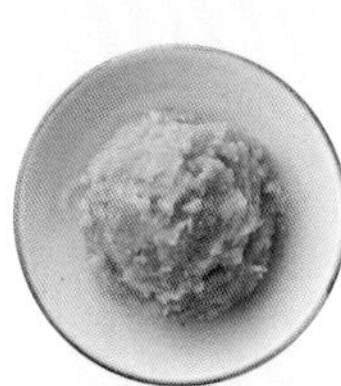

淡色みそ

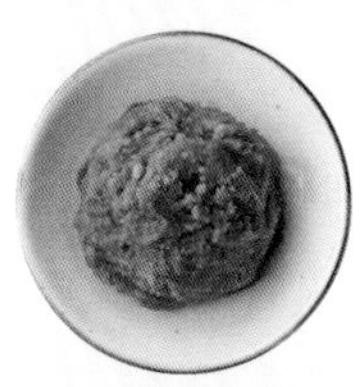

赤みそ

長い

分類4：仕上げ方

大豆や麹の粒が残っているものが粒みそで、粒感を楽しめる。粒を細かくすりつぶしたり、こしたりしたものがこしみそで、口当たりの滑らかさが特徴。美肌効果は同じなので好みで選ぼう。

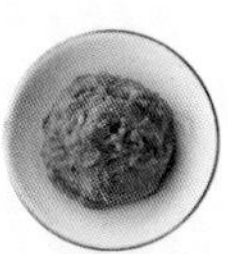

粒みそ

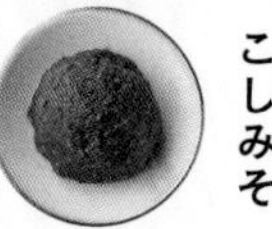

こしみそ

分類3：塩分濃度

塩分濃度が５～７％は「甘みそ」、７～11％は「甘口みそ」、11～13％は「辛口みそ」と呼ばれる。流通している多くは甘口みそで、甘みそに近いものから辛口みそに近いものまで、味の幅は広い。

Q. **みそ汁をたくさん飲むことで血圧が上がらないか心配です。**

A. 1杯の塩分量は1・2g。気になる人はみそ汁以外の塩分を控えましょう。

主な食品の塩分量
6g
5g
4g
3g
2g
1g
0g
担々麺
（1人前）
7.3g
カップ麺
（1個）
5.1g
手延べそうめん
（1束）
2.9g
梅干し（1個）
2.4g
パンケーキ
（1人前）
1.9g
クラムチャウダー
（1人前）
1.3g
コーンスープ
（1人前）
1.3g
みそ汁
（1人前）
1.2g
食パン
（6枚切り1枚）
0.7g

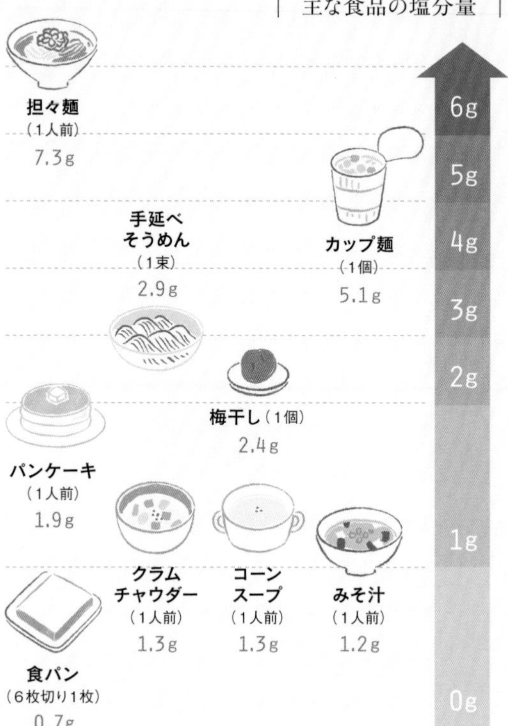

みそ汁は高血圧を招く原因のように思われがちですが、そんなことはありません。そもそも、みそ汁1杯の塩分量は1・2g（150mlの昆布だしに対して大さじ1のみそを入れた場合）で、コーンスープやクラムチャウダーなどほかの汁ものと比較しても同程度で、特別多くはありません。

また、みそは腎臓からナトリウムを排出したり血管を拡張したりするなど、血圧を下げる働きをする成分を含有。みそ汁の具としておなじみのほうれん草やにんじん、本書でおすすめしている切り干し大根にも、ナトリウムの排出に働くカリウムが豊富に含まれています。みそ＋具材によるナトリウム排出相乗効果で、みそ汁は血圧を上げにくいのです。

みそ汁を飲もうとすれば、自然と主食、主菜、副菜が整った定食スタイルの献立を組み立てやすく、健康作りに働きやすいのも利点といえます。

気になる人は、みそ以外でとる塩分を控えるのがおすすめです。

※食品の塩分量は食品成分表7訂、市販品やレストランの公開メニューを元に算出しています。

| 食塩水・みそ水をとったときの血圧の変化 |

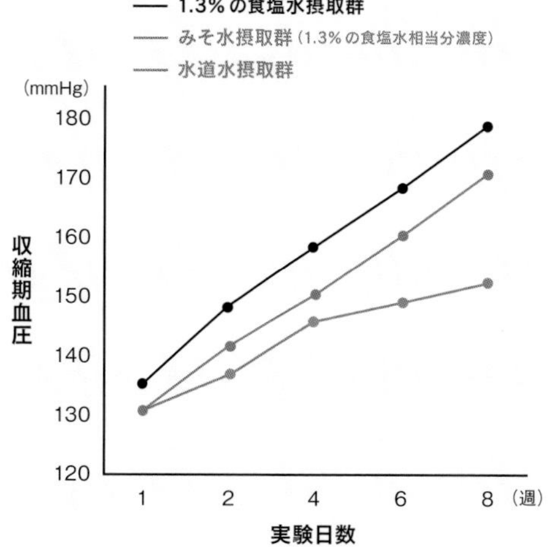

みそは食塩より血圧を上げにくい

左のグラフは、濃度1.3%の食塩水を与えたラット群、みそ水（濃度1.3%の食塩水相当の塩分濃度）を与えたラット群、水道水を与えたラット群の血圧の変化を、２週間ごとに調べた実験の結果です。塩分濃度は同じでも、食塩水よりみそ水をとっているほうが、血圧が上がりにくいことがわかります。

※出典／共立女子大学　上原誉志夫「みその摂取習慣と高血圧及び生活習慣病の予防について」2012年『みそサイエンス最前線』を元に作成

みそ汁を飲んでも血圧は上がらない

みそ汁を飲む頻度が高い人（1日2〜3杯）、中くらいの人（1日1杯程度）、低い人（2〜3日に1杯）の人たちの血圧を比べたのが右のグラフです。３つの群とも血圧はさほど変わらず、みそ汁の摂取頻度は血圧に影響しないことがわかります。

※出典／作山裕恵、立崎成葉、南茂彩、山田薫、上原誉志夫「習慣的味噌汁摂取が血圧に及ぼす影響〜５年間の観察研究〜」機能性食品と薬理栄養（日本食品機能性学会誌）2017;10(6):361-381.

| みその摂取頻度と血圧の関係 |

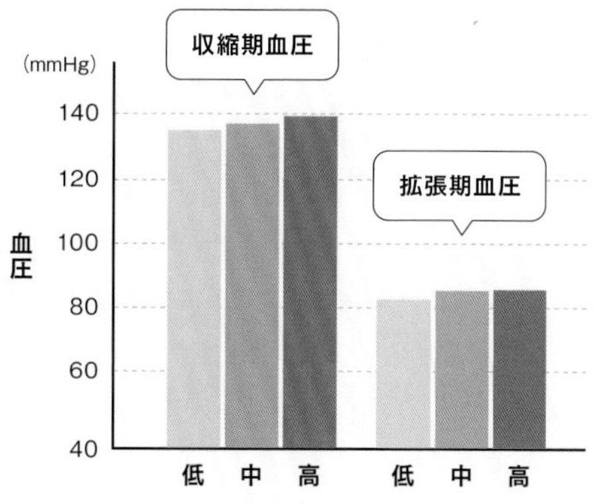

高血圧の患者さんは、「減塩を心がけて」と食事指導されます。このとき、メニュー全体から少しずつ塩分量を減らすのは、指導するのも実践するのも大変。手っ取り早く減塩できる方法が「みそ汁をやめること」で、病院もそう指導しがちです。すると患者さんは「みそ汁が高血圧の原因」と誤解し、それが常識として広まった可能性があります。

みそが血圧上昇の原因と思われるのは「食事指導がラク」だから!?

Q. 高価なみそのほうが美肌効果にいい？

A. 値段より原材料をチェックして。

みその値段の違いは、主原料である大豆の種類や、作る際の手間ひまなどによるものが多数。例えば、国産の無農薬大豆を使用していたり、機械を使わず手作業で麹を作ったりしているものは価格もお高めです。美肌作りのためにみそを選ぶなら、最もチェックしたいのは原材料です。原材料が多ければ、味や色をよくするために添加物が使われていることがあります。「米、大豆、塩」といった、原材料の少ない商品を選びましょう。

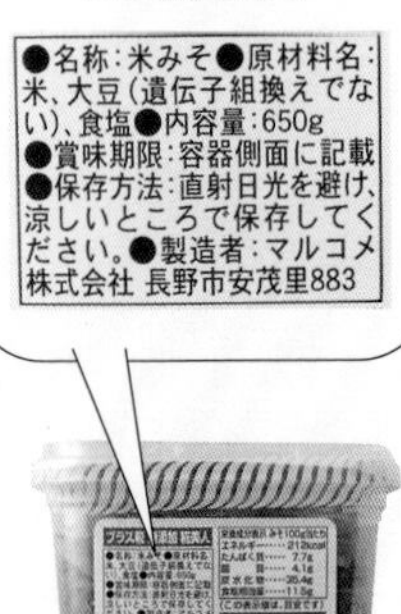

Q. みそを覆っている白い紙は捨ててもいいの？

A. 捨ててOK。ラップで表面を覆いましょう。

パックに入ったみそを覆っている白い紙は、脱酸素剤がみそに埋まらないよう敷いてあります。また、その上の紙（天面シール）は商品名を表示しているものなので、どちらも捨ててOK。乾燥を防ぐために表面をラップで覆い、ふたをして保存しましょう。

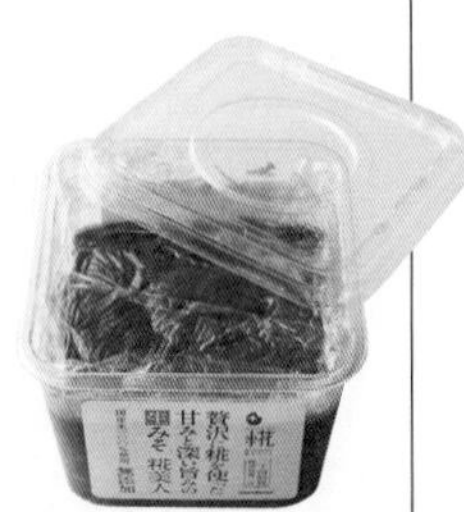

Q. みそはどうやって保存したらいい？

A. 冷蔵庫か冷凍庫で保存します。

みそは冷凍しても固まらず風味や栄養も落ちません。使い切るのに時間がかかりそうなら、冷凍保存してもOKです。ただしみそ汁を冷凍するのはNG。再加熱するとたんぱく質が変質してうま味が落ち、塩辛くなります。1回で食べきる分だけ作りましょう。

Q. 1パックをなかなか使いきれず、ずっと同じ味です。

A. 少量買いや2種類合わせで味のバリエーションを楽しみましょう。

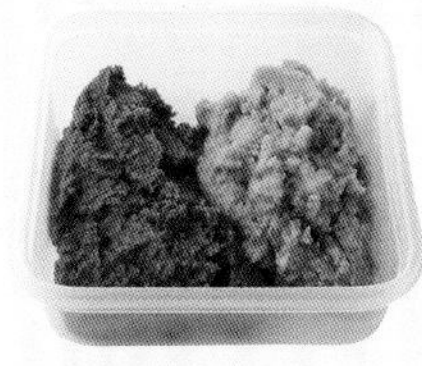

同じ味に飽きてしまったら、みそ汁だけでなく料理に使うのもおすすめ（P.106参照）。また、みその専門店では量り売りや、200ｇ程度の少量販売をしていることもあります。少量ずつ2～3種類のみそをそろえると、合わせみそも味わえ、おいしさの幅も広がります。

Q. だしのバリエーションを広げたい！

A. 合わせだしに挑戦してみましょう。

昆布にもうひと品、うま味成分をプラスしてだしを取ると、うま味の奥行きが広がります。

美肌におすすめの合わせだし

干ししいたけには、細胞の代謝を助けるビタミンDが豊富。
【作り方】 水600mlに昆布３ｇ、干ししいたけ５ｇ（丸ごとなら1個、スライスならひとつかみ）を入れて、冷蔵庫で3～6時間置く。

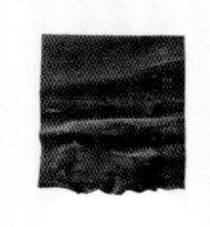

昆布 ＋ 干ししいたけ

いりこには血液サラサラ効果があり、細胞のすみずみまで栄養を行きわたらせてくれる。
【作り方】 水600mlに昆布３ｇ、いりこ４～５尾（３ｇ）を入れて、冷蔵庫で３～６時間置く。

昆布 ＋ いりこ（煮干し）

かつお節もいっしょに食べる場合はそのまま加えてもOK。
【作り方】 かつお節ひとつかみ（５ｇ）をお茶パックに入れる。水600mlに昆布３ｇとかつお節を入れて３～６時間置く。

昆布 ＋ かつお節

だしを取ったあとの昆布も有効活用！

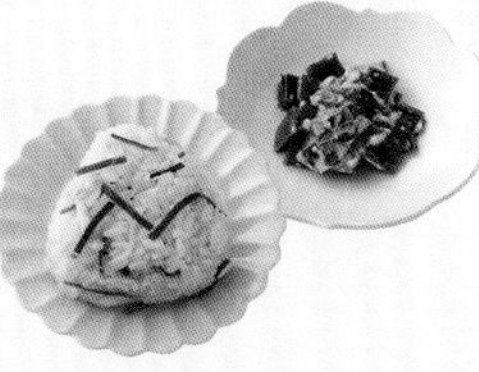

刻んでおにぎりの具に

みそとあえておつまみに

COLUMN

美肌になれるだけじゃない！
みそ汁はがん予防にもなる

昔から「みその医者殺し」「みそは不老長寿の薬」といわれるなど、みそには健康効果があると知られていました。現代に入って研究が進み、みその健康パワーは科学的に解明されてきています。みそ汁を習慣的に飲むことで血管年齢が若返る、認知症予防になることも判明。中でも注目なのが、みそ汁を飲む人は、がんのリスクが下がる点です。胃がんと乳がんについて、みそ汁を飲む頻度が高い人ほど発生率や死亡率が下がると研究で証明されています。

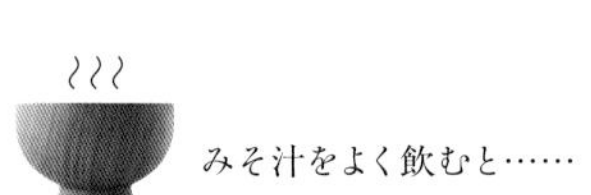

乳がんの発生率

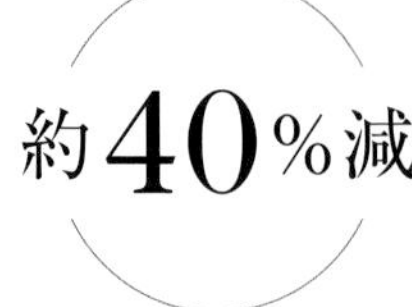

厚生労働省の研究班が40～59歳の女性を対象に行った10年の疫学調査の結果、みそ汁をとる頻度が1日1杯未満だった人に比べ、1日3杯以上とる人は乳がんの発生率が約40%減少していた。

胃がんの死亡率

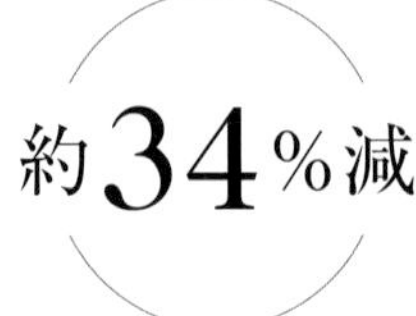

国立がんセンター研究所が、人口10万人に対する胃がんの死亡率を調査。みそ汁を毎日飲む人に比べて、飲まない人の死亡率は高く、特に男性は約1.5倍に。みそ汁を毎日飲むことで、死亡率が約34%低下する。

BEAUTIFUL SKIN MISO SOUP

Part 3

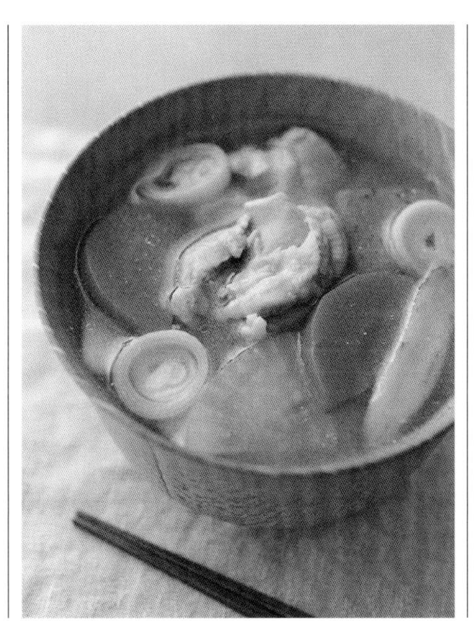

おなかも満足

おかず美肌みそ汁

食卓の主役になる、美肌具材たっぷりの
ごちそうみそ汁です。
「野菜」「たんぱく質」「主食」「レンチン」のカテゴリに
分けているので、気分に合わせてチョイス！

汁に溶けた**うま味**も**美肌成分**も逃さない

野菜たっぷりおかず美肌みそ汁

野菜にはしみを防いだり、ターンオーバーや腸活を助けたりする、肌にいい栄養がギッシリ。具が野菜メインでも満足できるよう、具を丸ごと入れたり、焼き目をつけたりして、食べごたえやコクが出る工夫をしています。

丸ごとピーマンとパプリカのみそ汁

吹き出物　毛穴

ピーマンの苦みとパプリカのさわやかな甘さが、どちらもみそ汁とよく合います。ピーマンの種がプチプチの食感を演出。

材料（2人分）

ピーマン……2個
パプリカ……1/2個（80g）
なたね油……小さじ1
昆布だし……300ml
みそ……大さじ2

【ピーマン】 ピーマンのビタミンCは加熱に強いのが特徴。

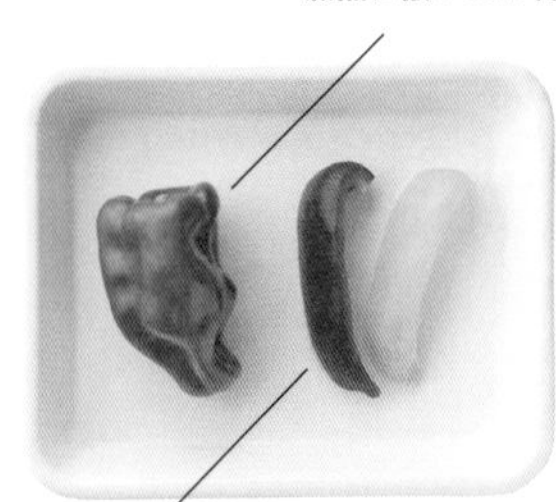

【パプリカ】 ビタミンCとβカロテンをたっぷり含有。

作り方

① ピーマンは包丁で縦に切り込みを入れ、パプリカはくし形に切る。
② 鍋になたね油を熱し、ピーマンを入れる。中火で1分焼いたらパプリカを加え、さらに2分、全体に焼き色がつくまで焼く。
③ 昆布だしを加えてひと煮立ちさせたら、弱火で1分煮て、みそを溶き入れる。

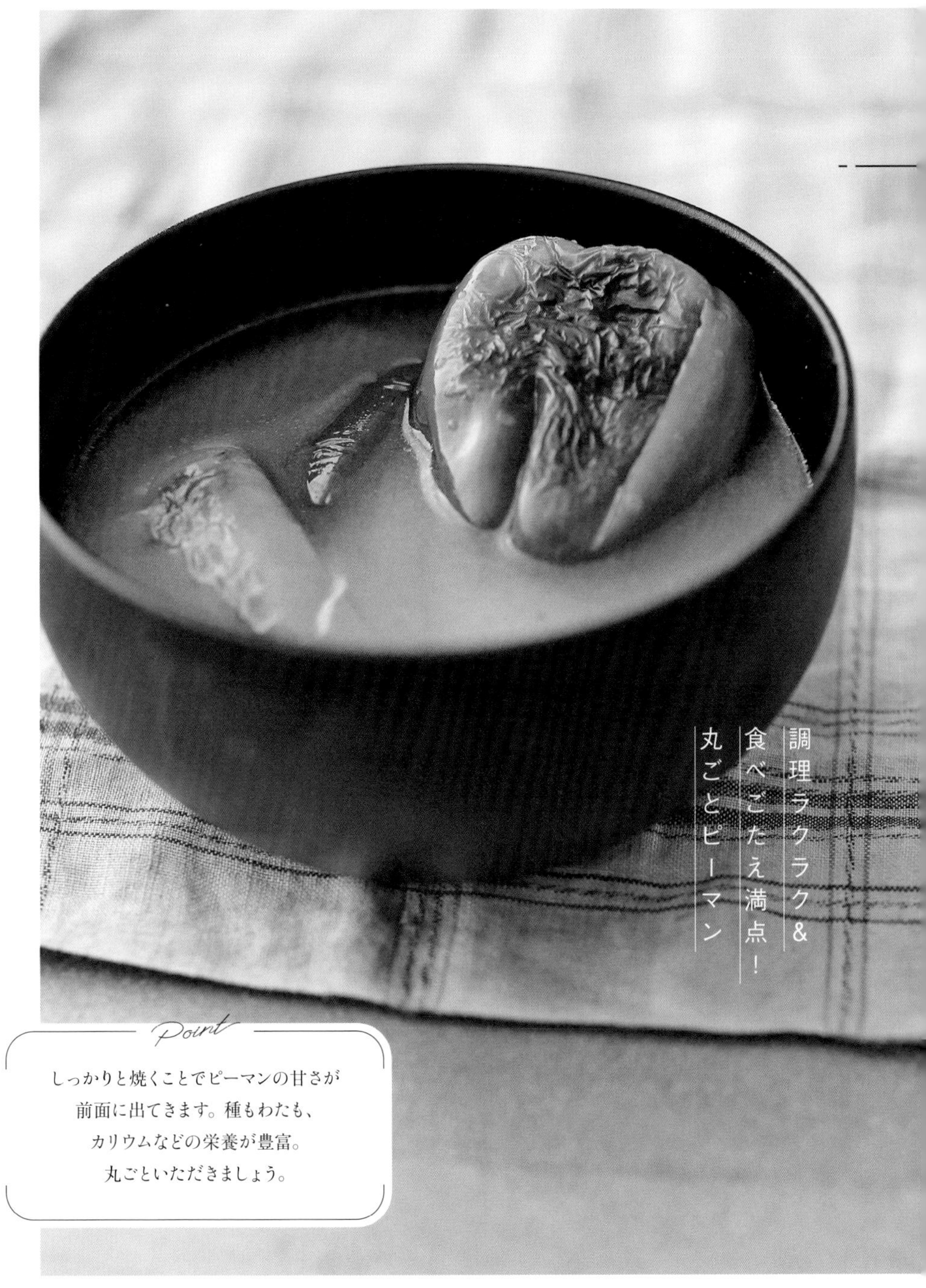

調理ラクラク&
食べごたえ満点!
丸ごとピーマン

Point

しっかりと焼くことでピーマンの甘さが
前面に出てきます。種もわたも、
カリウムなどの栄養が豊富。
丸ごといただきましょう。

焼ききのこのみそ汁

むくみ

香り高いまいたけ、うま味の強いしいたけなど、いろいろなきのこを
入れることで栄養もおいしさもアップします。

材料（2人分）

好みのきのこ
（まいたけ、ぶなしめじ、しいたけなど）
……200ｇ
昆布だし……300ml
みそ……大さじ2

【まいたけ】
カリウム、ビタミンB2を
豊富に含有。

【ぶなしめじ】
肌の新陳代謝を
促すオルニチンが豊富。

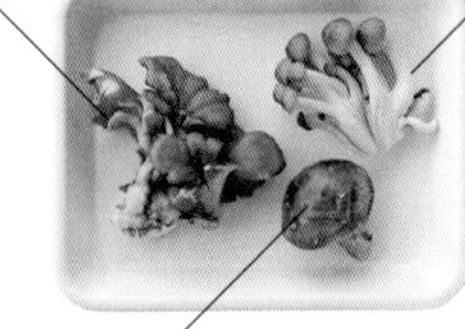

【しいたけ】うま味成分のグルタミン酸、
食物繊維がたっぷり。

作り方

① きのこは石づきを落として、食べやすい大きさにほぐし、必要に応じて切る。
② フッ素樹脂加工の鍋やフライパンに①を入れ、中火で5分素焼きにする。
③ 昆布だしを加え、ひと煮立ちしたら弱火で2～3分煮て、みそを溶き入れる。

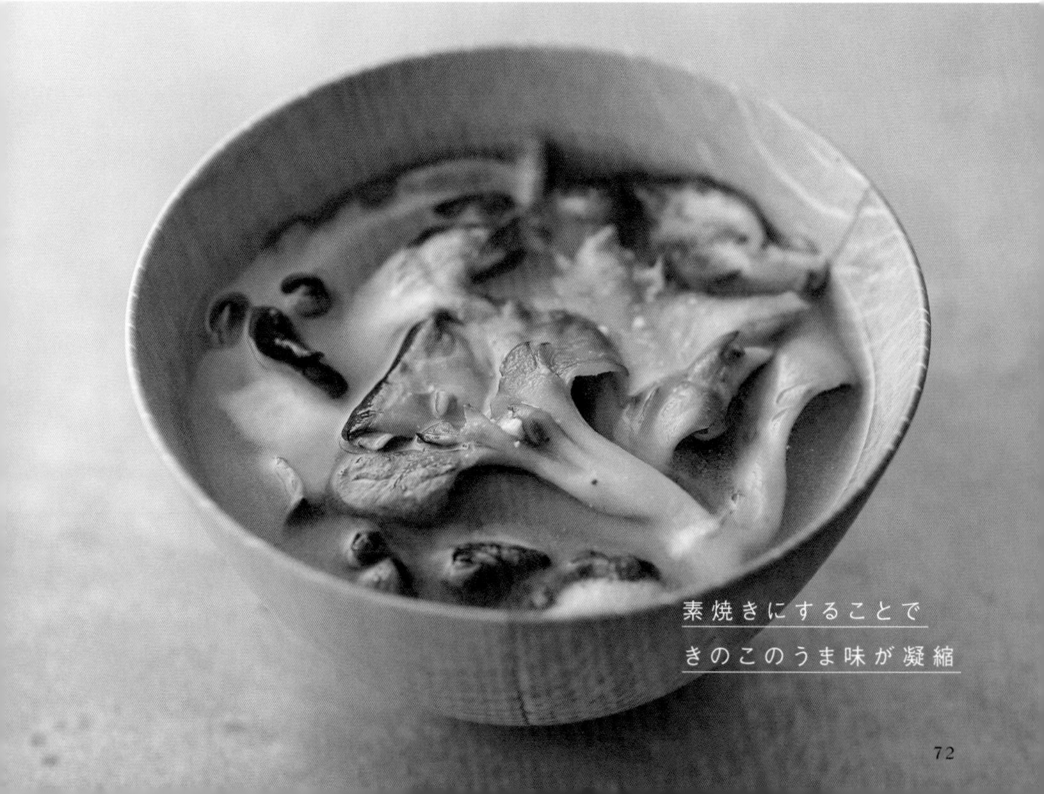

素焼きにすることで
きのこのうま味が凝縮

にらとキムチのピリ辛みそ汁

くま デトックス 美白

キムチはみそとの相性◎。コク深いキムチ鍋のような味わいです。
ボリュームがほしいときは、豚肉をプラスするのがおすすめ。

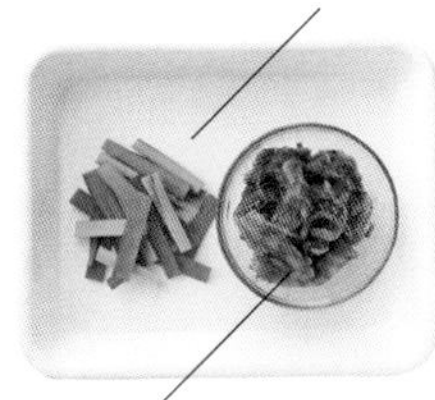

【にら】血流を促進する硫化アリルが豊富。

【キムチ】乳酸菌が豊富な発酵食品。

材料 （2人分）

- **にら** ……… 2本
- **キムチ** ……… 100g
- 昆布だし ……… 300ml
- みそ ……… 大さじ2

作り方

① にらは3cm幅に切る。
② 鍋に昆布だし、キムチ、①を入れて中火にかけ、ひと煮立ちしたら弱火で2分煮る。
③ みそを溶き入れる。

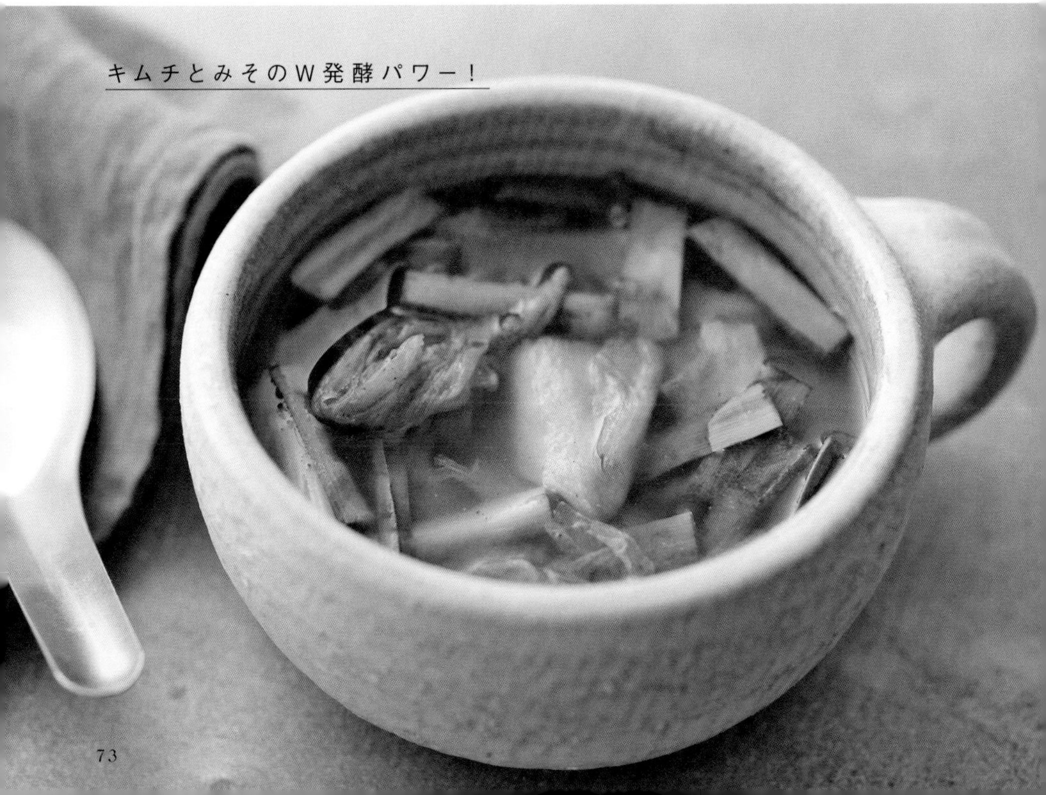

キムチとみそのW発酵パワー！

チリコンカン風みそ汁

しわ　たるみ

たっぷりとトマトを入れて美肌効果をアップ。みそ汁感は薄れますが、縁の下の力持ちのようにスープのコクをみそが支えます。

材料（2人分）

トマト………大1/2個（80g）
A　ミックスビーンズ………100g
　チリパウダー……小さじ1
　昆布だし………300ml
みそ………大さじ2

【チリパウダー】
血行を促進して肌細胞に栄養を届ける。

【トマト】
メラニンを抑制するリコピンを含有。

【ミックスビーンズ】
植物性たんぱく質たっぷり。

作り方

① トマトは1cmの角切りにする。
② 鍋に①とAを入れて中火にかけ、ひと煮立ちしたら弱火で3分煮る。
③ みそを溶き入れる。

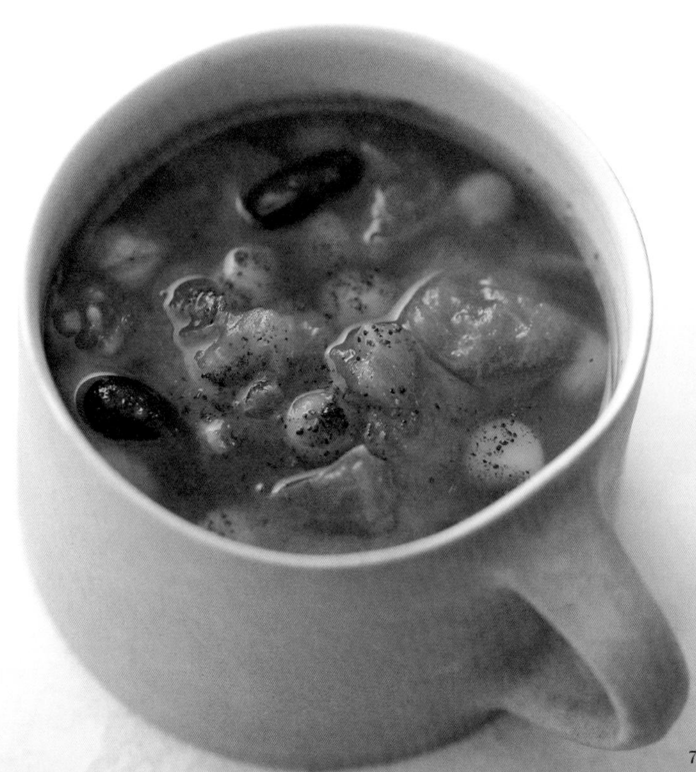

飲むというより「食べる」みそ汁！

オニオングラタンみそスープ

しわ　デトックス

玉ねぎは薄切りにすることで早くしんなりします。時間のあるときに、あめ色玉ねぎを作りおきしておくのもおすすめ。

材料（2人分）

玉ねぎ	1個（200 g）
ピザ用チーズ	40 g
オリーブ油	小さじ1
昆布だし	300ml
みそ	大さじ2
パセリ	適量

【玉ねぎ】
食物繊維が腸活を助ける。

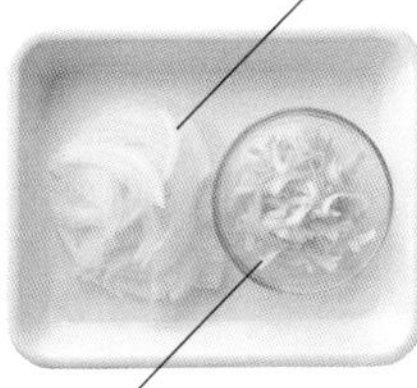

【チーズ】
たんぱく質でピンと張った肌に。

作り方

① 玉ねぎは薄切りにする。
② 鍋にオリーブ油を熱し、①を入れて中火で10分、あめ色になるまで炒める。
③ 昆布だしを加え、ひと煮立ちしたら弱火にしてみそを溶き入れる。
④ 器によそい、チーズを乗せてパセリをちらす。

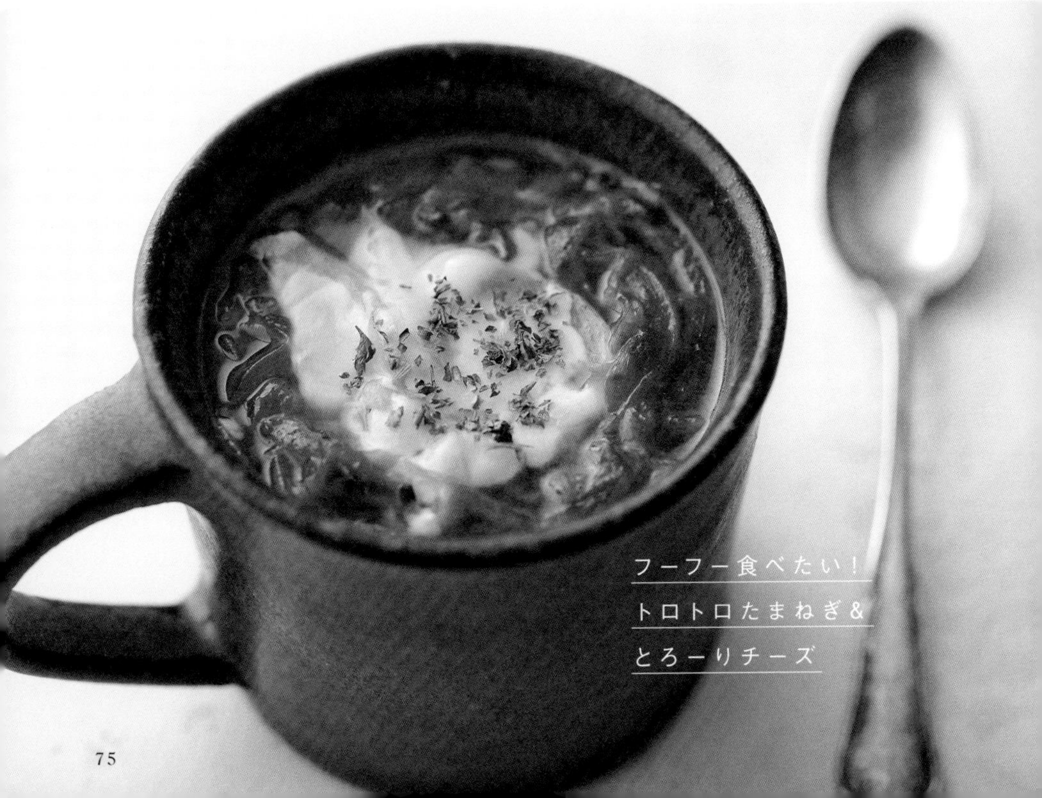

フーフー食べたい！
トロトロたまねぎ&
とろーりチーズ

ごぼうとベーコンのみそ汁

デトックス　吹き出物

ごぼうは、高い抗酸化力を持つポリフェノールを含有。酢水につけずサッと水にさらすことで、流出を防ぎます。しっかり炒めれば、苦みや酸味のない香ばしい味わいに。

材料（2人分）

ごぼう ---------- 2/3本（100g）
ベーコン（ブロック）-- 50g
オリーブ油 ---------- 小さじ1
昆布だし ---------- 300ml
みそ ---------- 大さじ1と1/2

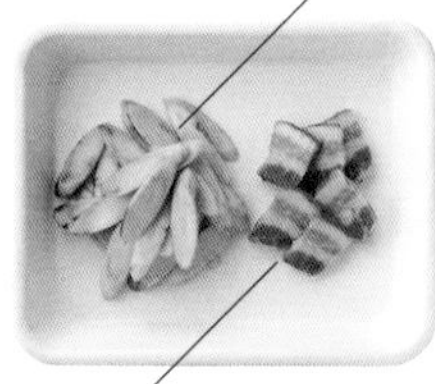

【ごぼう】デトックスに効く食物繊維たっぷり。

【ベーコン】たんぱく質豊富。無添加を選んで。

作り方

① ごぼうは斜め薄切りにし、水にサッとさらす。ベーコンは短冊切りにする。
② 鍋にオリーブ油を熱し、①を入れて中火で3分炒める。
③ 昆布だしを加えひと煮立ちさせたあと、弱火で3分煮てみそを溶き入れる。

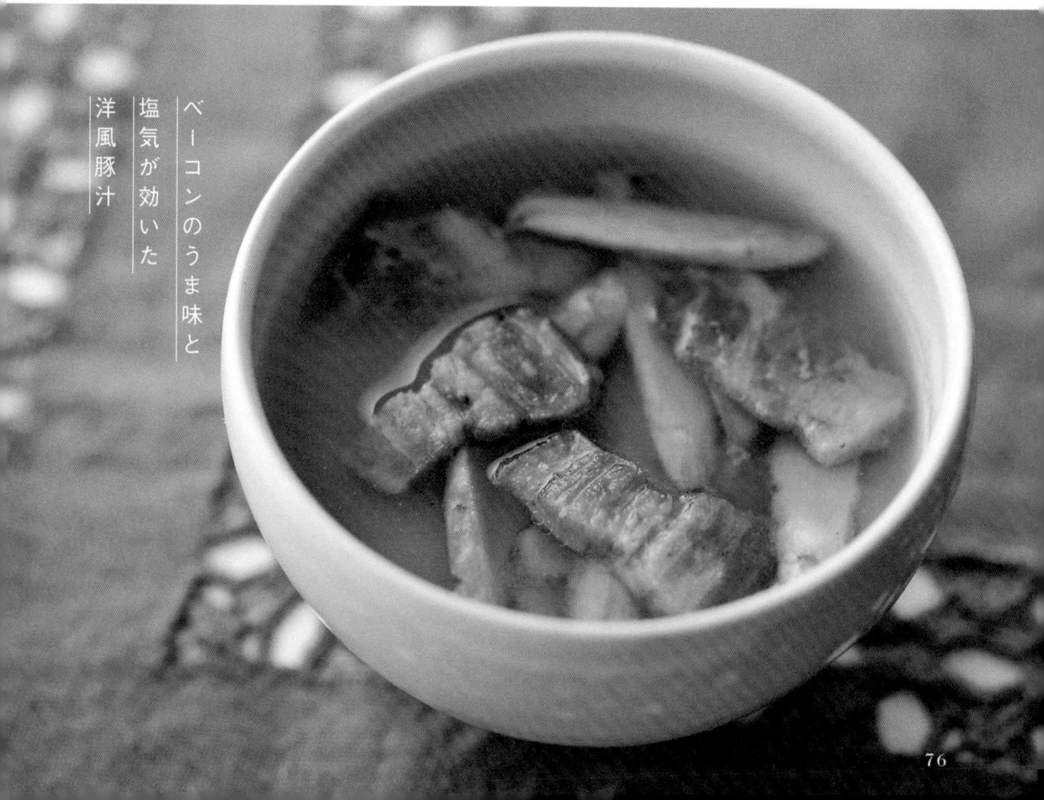

ベーコンのうま味と塩気が効いた洋風豚汁

かぶのとろりんみそ汁

くま　デトックス　美白

かぶは生でも食べられ、短時間で火が通ります。サッと煮て、ビタミンCを守りましょう。とろみをつけることで冷めにくくなります。

材料（2人分）

- **かぶ** ……… 2個
- **かぶの葉** ……… 1本
- 片栗粉 ……… 小さじ1/2
- 昆布だし ……… 300ml
- みそ ……… 大さじ2

【かぶ】 ビタミンCやカリウムを含有。

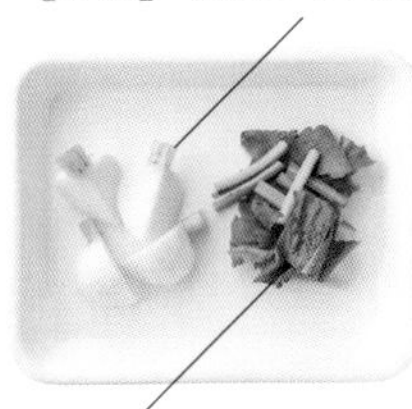

【かぶの葉】 丸い根の部分にはないβカロテンあり。捨てずに食べたい！

作り方

① 片栗粉は水小さじ1/2（分量外）で溶いておく。かぶは葉の部分を少し残して4～6等分に切る。かぶの葉は3cm幅に切る。
② 鍋に昆布だしとかぶを入れ、ひと煮立ちしたら、ふたをして弱火で3分煮る。
③ かぶに火が通ったら、かぶの葉を加える。みそを溶き入れ、水溶き片栗粉を加えてとろみをつける。

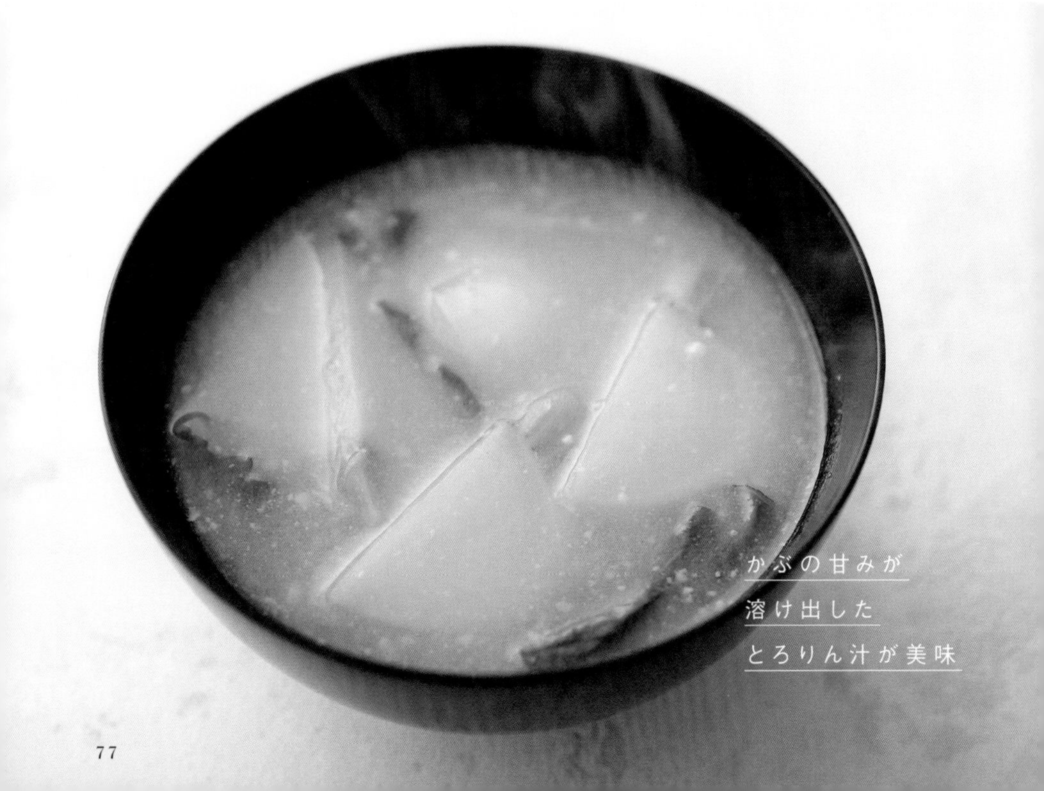

かぶの甘みが
溶け出した
とろりん汁が美味

肉・魚・大豆製品で食べごたえ大満足

たんぱく質をしっかりとれるおかず美肌みそ汁

菓子パンやラーメンなど手軽にとれる食事は、たんぱく質が不足しがち。たんぱく質が足りないと、しわができたりたるんだりしやすくなります。植物性たんぱく質のみそ＋たんぱく質が豊富な具材を使ったみそ汁で解消しましょう。

豚肉と白菜のミルフィーユみそ汁

むくみ

肉と野菜を重ねてから切ることで、鍋の中でバラバラになるのを防ぎます。白菜がクタッとなりすぎず、ボリューム感もあって大満足。

材料（２人分）

豚バラ肉 ----- 120ｇ
白菜
------------------ 1/4玉の外葉から３枚
昆布だし ----- 300ml
みそ ----------- 大さじ２

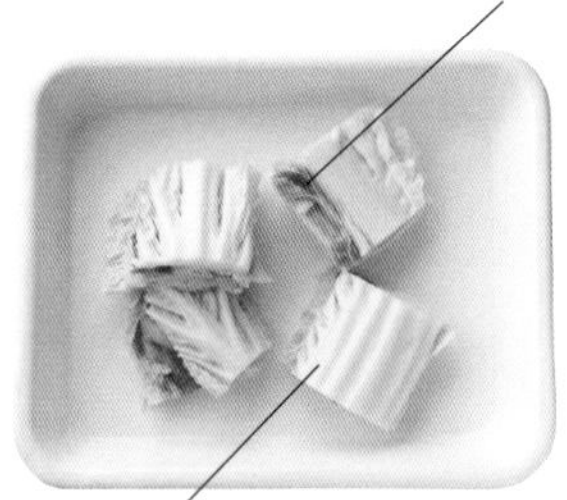

【豚バラ肉】たんぱく質やビタミンB群がたくさん。

【白菜】ビタミンA、C、カリウムを含有。

作り方

① 白菜は豚バラ肉の幅に合わせて切り、白菜、豚バラ肉の順で３段に重ね、６～８等分に切る。
② 鍋に①を切った向きのまま入れ、昆布だしを入れる。ふたをして強火にかけ、ひと煮立ちしたら弱火で５分蒸し煮にする。
③ みそを溶き入れる。

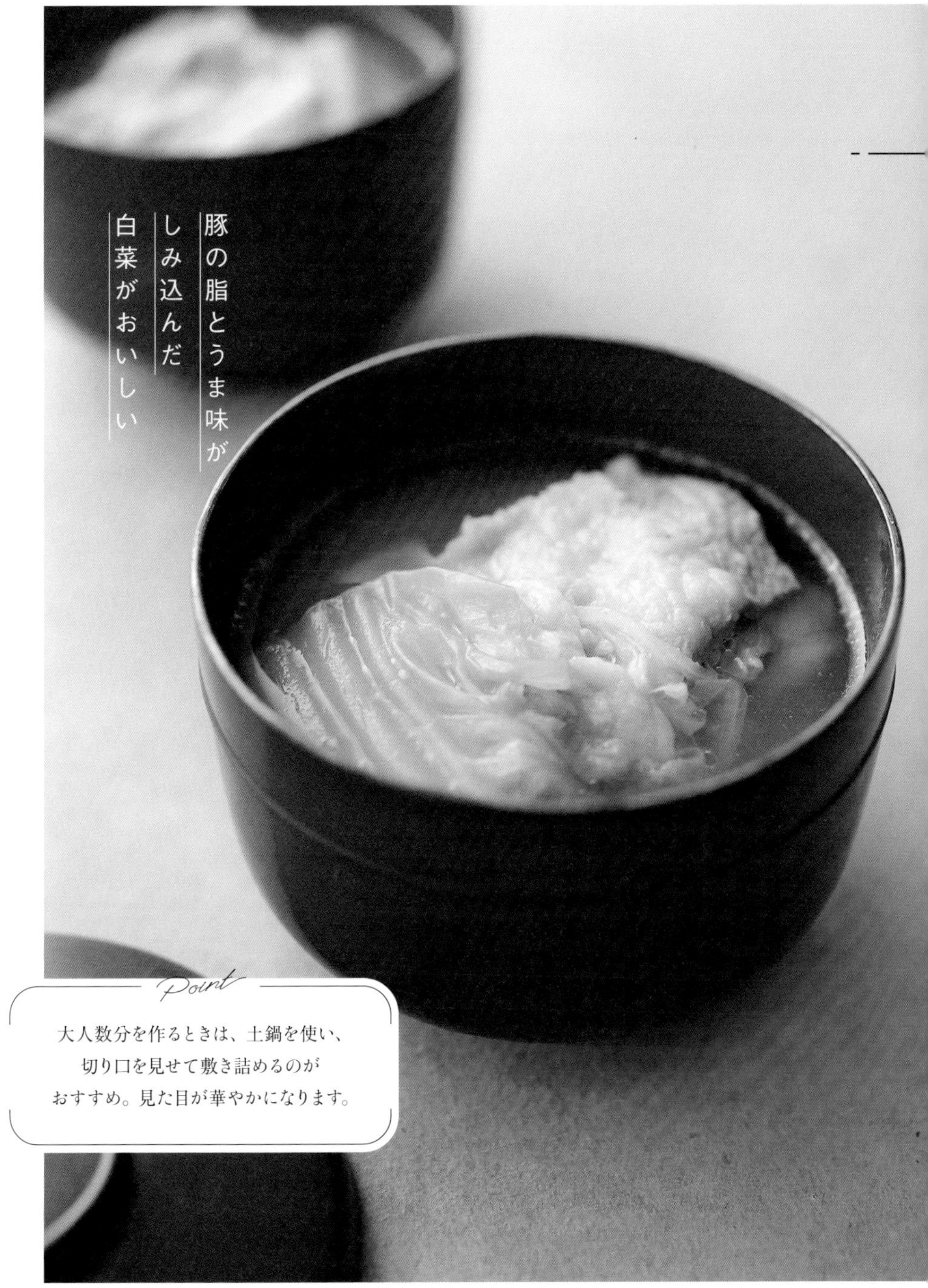

豚の脂とうま味が
しみ込んだ
白菜がおいしい

Point

大人数分を作るときは、土鍋を使い、
切り口を見せて敷き詰めるのが
おすすめ。見た目が華やかになります。

具だくさんのごちそう鶏汁

毛穴　デトックス　吹き出物

肌を元気にする具が盛りだくさん。あとはごはんがあれば、献立が成立します。お好みで七味唐辛子をふりかけてもおいしい！

材料（２人分）

鶏もも肉	80g	ごぼう	20g
にんじん	1/5本（30g）	長ねぎ	5cm（10g）
大根	縦半分を1cm（25g）	昆布だし	350ml
こんにゃく	20g	みそ	大さじ2

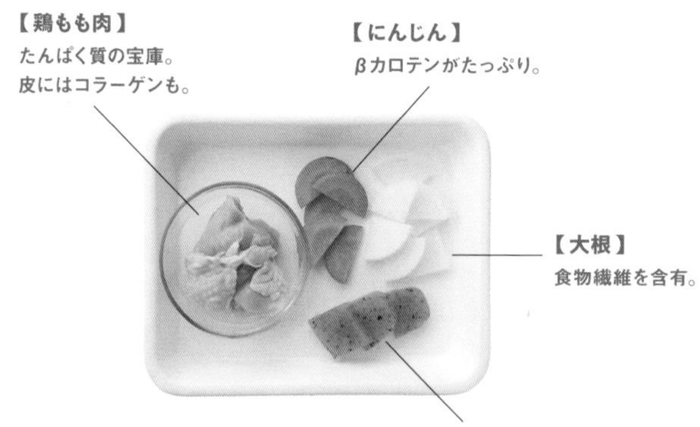

作り方

① 鶏もも肉はひと口大に切る。にんじん、大根は半月切り（大きさによってはいちょう切り。P.60参照）。こんにゃくは短冊切りにしてゆでこぼす。ごぼうは斜め薄切りにして、水にサッとさらす。

② 鍋に昆布だしと①を入れて強火にかけ、ひと煮立ちしたら弱火で５分煮る。

③ 長ねぎを小口切りにして②に加え、みそを溶き入れる。

Point

かみごたえを楽しみたいときは、
具材を厚めにカット。
煮込み時間を長くしましょう。

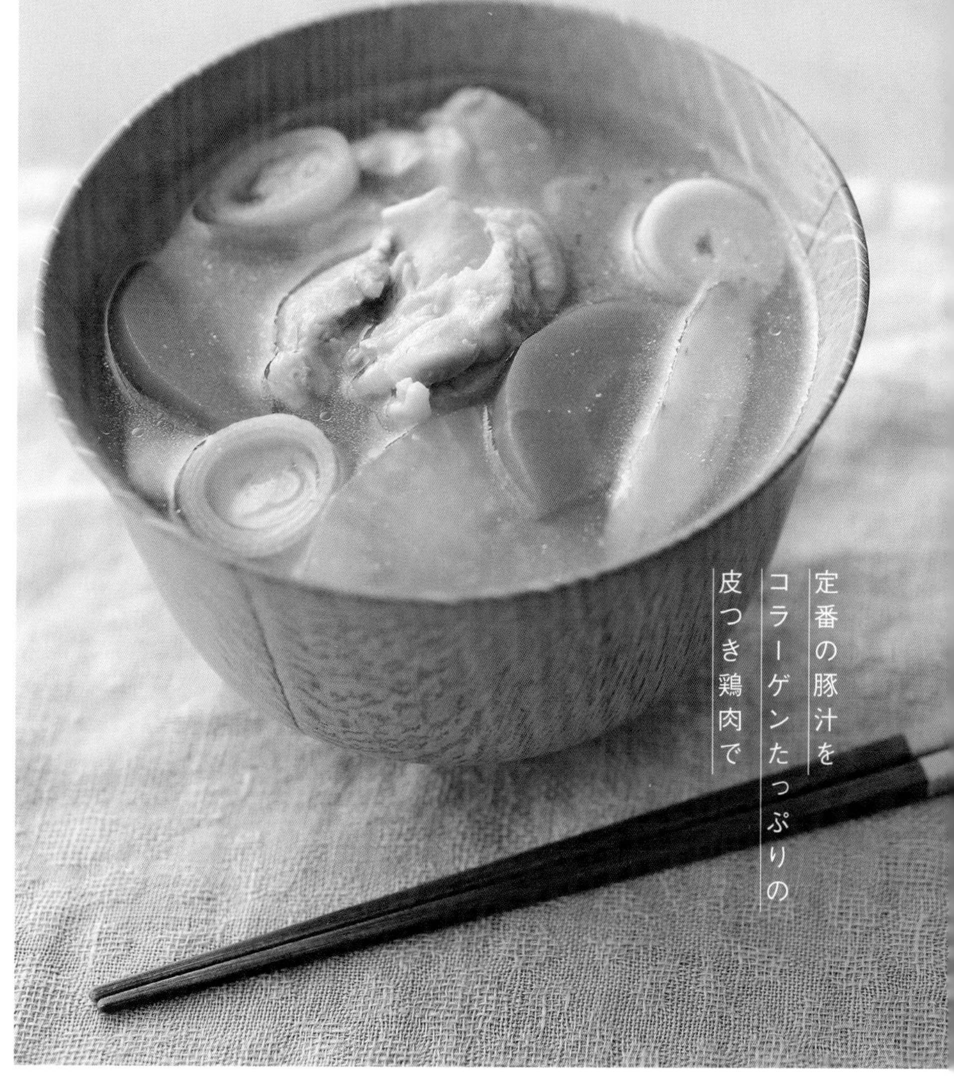

定番の豚汁を
コラーゲンたっぷりの
皮つき鶏肉で

鶏だんごとさつまいものみそ汁

美白

さつまいもの甘みが溶け出した汁が、鶏だんごにしみしみに。かむたびにじゅわーっとうま味があふれます。

材料（2人分）

鶏ひき肉 ---------- 100ｇ
さつまいも ---------- 1/6本（30ｇ）
A｜塩 ---------- 少々
　｜酒 ---------- 小さじ1
　｜片栗粉 ---------- 小さじ2
　｜おろししょうが --- 小さじ1/4
青ねぎ ---------- 1本
昆布だし ---------- 350ml
みそ ---------- 大さじ2

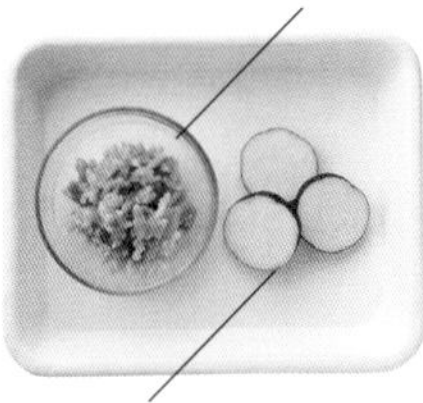

【鶏ひき肉】
たんぱく質含有。
アミノ酸のバランスも優秀。

【さつまいも】
さつまいものビタミンCは
加熱しても壊れにくい。

作り方

① ボウルに鶏ひき肉とAを入れてよく混ぜる。さつまいもは5mm幅の輪切りに、青ねぎは斜め切りにする。
② 鍋に昆布だしとさつまいもを入れ、強火にかける。ひと煮立ちしたら①の鶏ひき肉を6等分してスプーンで入れ、弱火で5〜6分煮る。
③ みそを溶き入れ、青ねぎを加える。

ふわふわしっとりの
鶏だんごはリピート確実

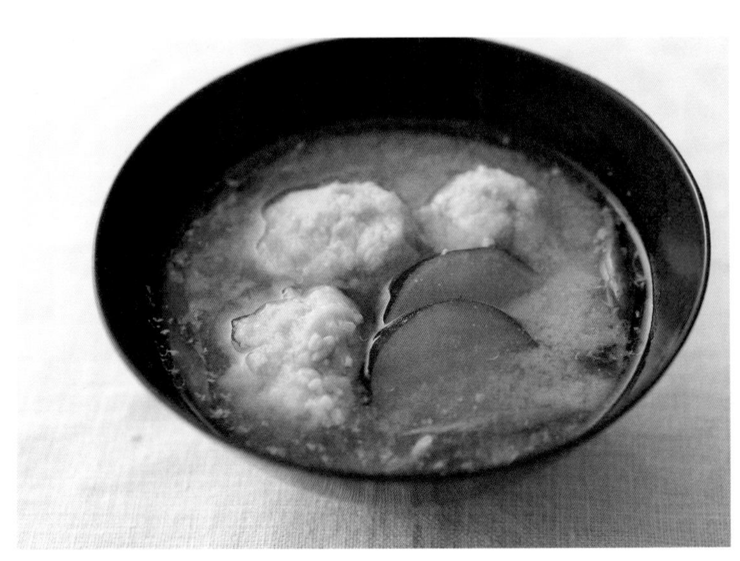

さけと焼きねぎは
最強の抗酸化コンビ

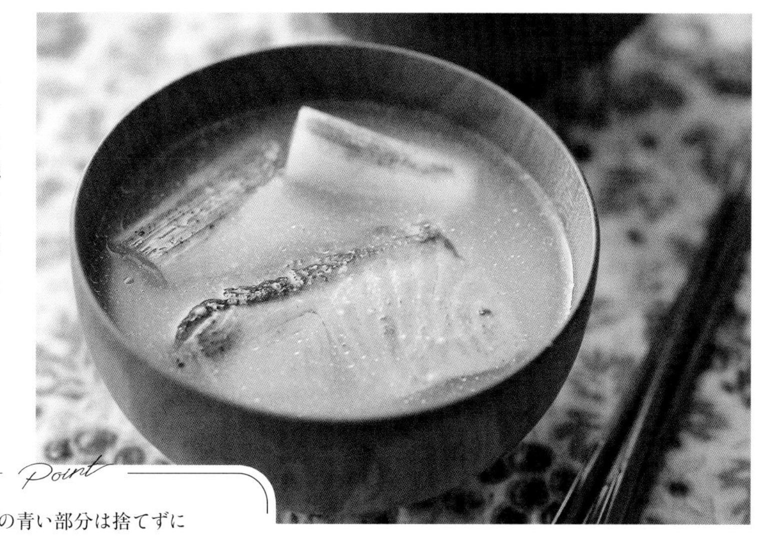

Point

長ねぎの青い部分は捨てずに
使いましょう。生なら新鮮な辛みを、
火を通せば驚くほどの甘さを味わえます。

さけと長ねぎのみそ汁

しみ　吹き出物

さけの赤い色は美容液でおなじみのアスタキサンチン含有の証。長ねぎは焼くことで甘さがアップします。

材料（2人分）

- **さけ** ……… 2切れ
- **長ねぎ** ……… 15cm（30g）
- 酒 ……… 小さじ2
- なたね油 ……… 小さじ1
- 昆布だし ……… 300ml
- みそ ……… 大さじ2
- ゆずこしょう ……… 適量

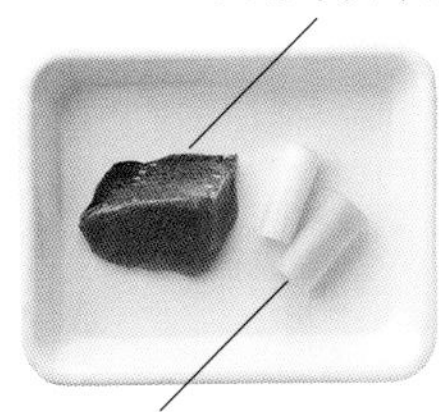

【さけ】たんぱく質や、抗酸化力の強いアスタキサンチンを含有。

【ねぎ】白い部分はビタミンC、青い部分はβカロテンがたっぷり。

作り方

① さけは半分に切り、酒をふる。長ねぎはぶつ切りにする。
② 鍋になたね油を熱して①を入れ、焼き色がつくまで中火で2～3分焼く。
③ 昆布だしを加えて強火で1分加熱し、弱火にしてみそとゆずこしょうを溶き入れる。

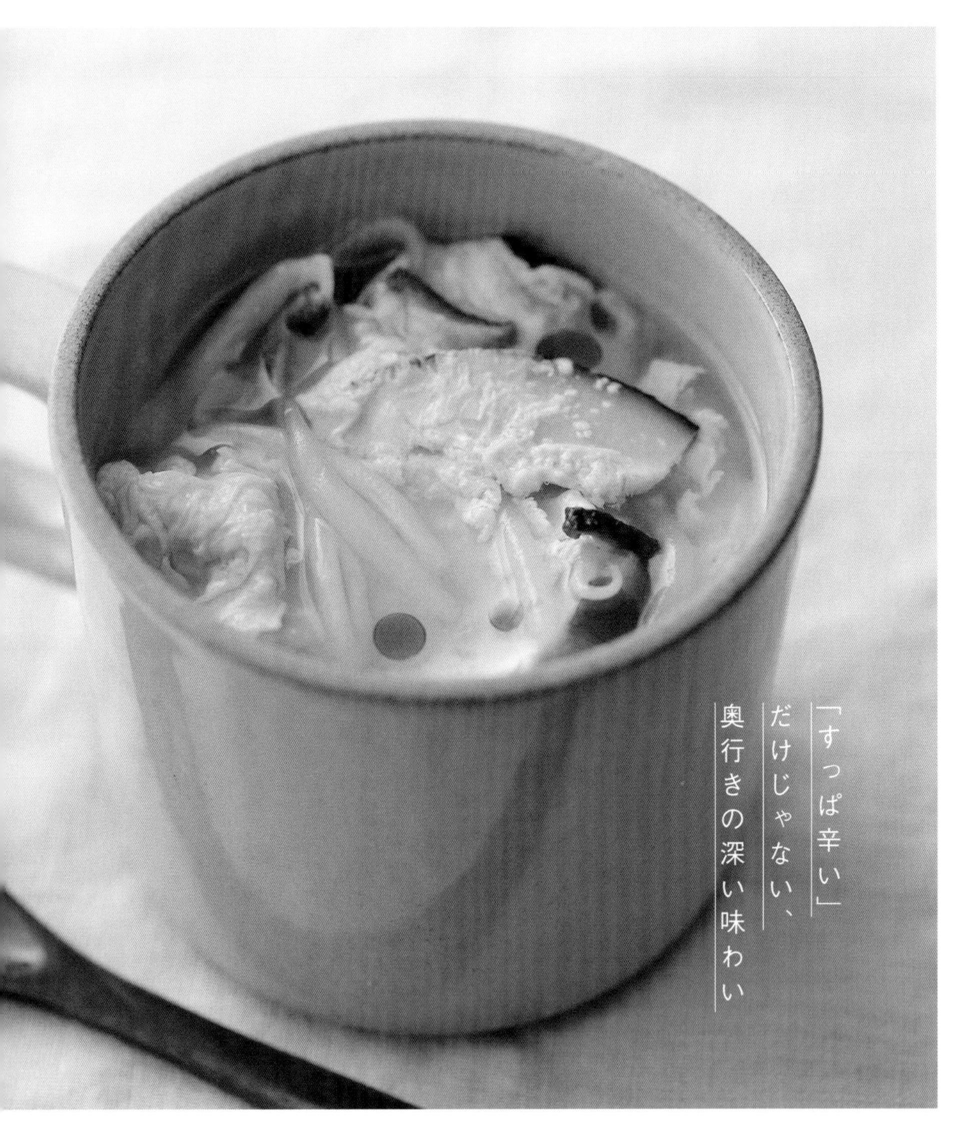

「すっぱ辛い」だけじゃない、奥行きの深い味わい

Point

厚揚げに含まれるたんぱく質量は、
絹ごし豆腐の約2倍！ カロリーが気になる人は、
切る前にお湯をかけて油抜きを。

サンラータン風みそ汁

むくみ

昆布だし、干ししいたけ、みそと、うま味成分が大集合。春雨やビーフンなど、麺類と合わせるのもおすすめです。

材料（2人分）

厚揚げ …… 1/2個（60 g）
卵 …… 1個
A | **もやし** …… 1/7袋（30 g）
干ししいたけ（スライス） …… 3 g
昆布だし …… 350ml
みそ …… 大さじ1
酢 …… 小さじ2
ラー油（好みで） …… 適量

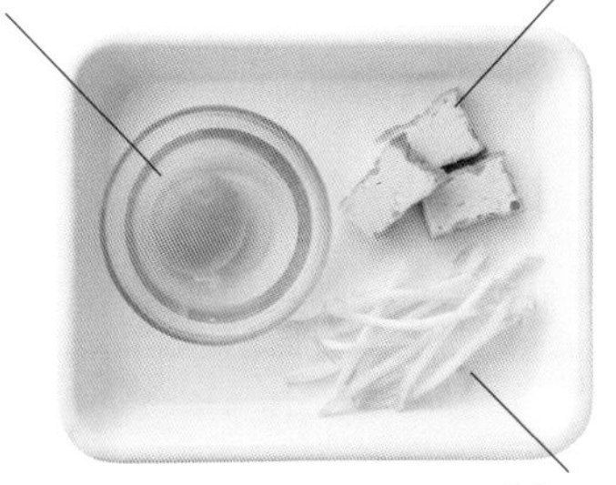

【卵】
あらゆる栄養を備えた完全栄養食。

【厚揚げ】
大豆由来の植物性たんぱく質が豊富。

【もやし】
カリウムや食物繊維を含有。

作り方

① 厚揚げは食べやすい大きさに切る。卵は溶いておく。
② 鍋に厚揚げとAを入れて強火にかけ、ひと煮立ちしたら弱火で5～6分煮る。
③ 再び強火にして卵を流し入れる。30秒ほどでふわっと浮いてきたら、弱火にしてみそを溶き入れ、酢を加える。
④ 器によそい、ラー油を垂らす。

牛丼風みそ汁

デトックス　吹き出物

味は牛丼でも、スルスルと飲めちゃうほどさっぱり。ごはんのお供にも、小腹を満たしたいときにもピッタリです。

材料（2人分）

牛こま切れ肉 ------ 80ｇ
糸こんにゃく ------ 50ｇ
酒 ------ 小さじ1
玉ねぎ ------ 1/4個（50ｇ）
オリーブ油 ------ 小さじ1
昆布だし ------ 350ml
みそ ------ 大さじ2
紅しょうが ------ 適量

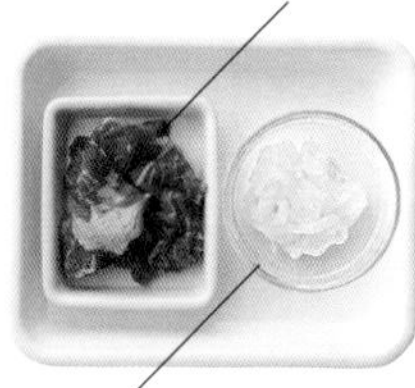

【牛肉】
脂質の代謝をコントロールするビタミンB群が豊富。

【糸こんにゃく】
水溶性食物繊維がたっぷり。

作り方

① 牛こま切れ肉に酒をふって下味をつける。玉ねぎは薄切りにし、糸こんにゃくはゆでこぼす。
② 鍋にオリーブ油を熱し、玉ねぎを3分炒める。昆布だしと牛こま切れ肉、糸こんにゃくを加え、ひと煮立ちしたら弱火で3分煮てみそを溶き入れる。
③ 器によそい、紅しょうがを乗せる。

牛肉の定番メニューをみそ汁にアレンジ

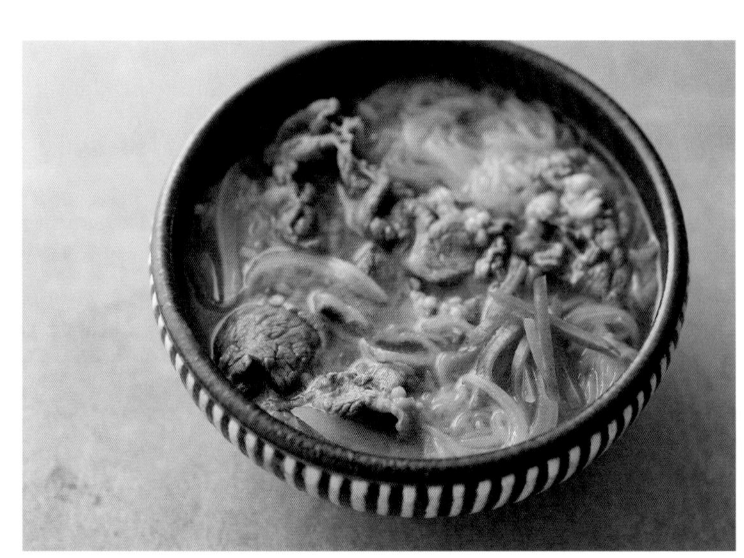

まるでお店のような
コクうまチャウダー

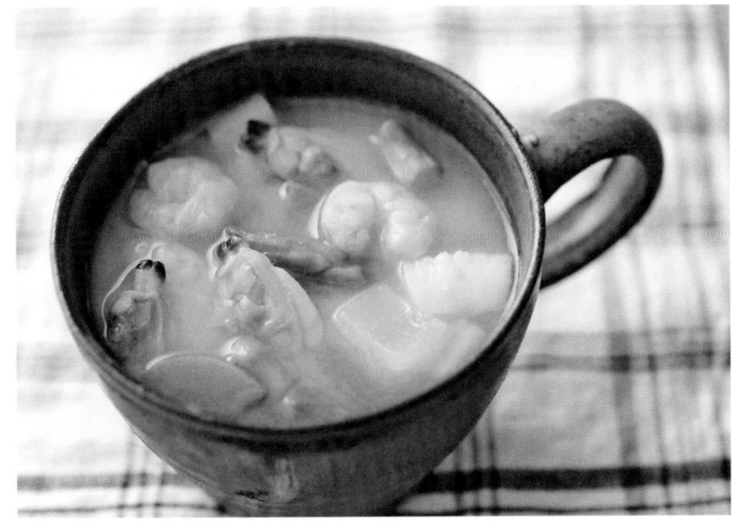

クラムチャウダー風みそ汁

くま　美白

白みそを使うことで、牛乳を入れなくてもコク深い味わいに。手軽に失敗知らずに作れるのもうれしい！

材料（2人分）

シーフードミックス（冷凍）……200g
玉ねぎ……1/4個（50g）
にんじん……1/6本（25g）
アスパラガス……1本
酒……大さじ2
昆布だし……350ml
白みそ……大さじ3

【シーフードミックス】
たんぱく質のほか、あさりには鉄分も。

【玉ねぎ】
食物繊維が豊富。

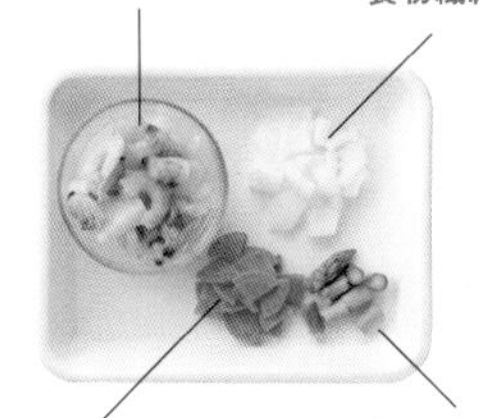

【にんじん】
βカロテンたっぷり。

【アスパラガス】
毛細血管を元気にするルチン含有。

作り方

① 玉ねぎは1cmの角切り、にんじんは薄いいちょう切り、アスパラガスは1cm幅に切る。シーフードミックスは鍋に湯を沸かして凍ったまま入れ、10秒したらザルに取る。
② 鍋に①と酒を入れ中火にかけてアルコールを飛ばす。
③ 昆布だしを加えて弱火で6～7分煮て、みそを溶き入れる。

炭水化物もいっしょにとれる

主食にもなるおかず美肌みそ汁

食物繊維たっぷりで
おなかスッキリ

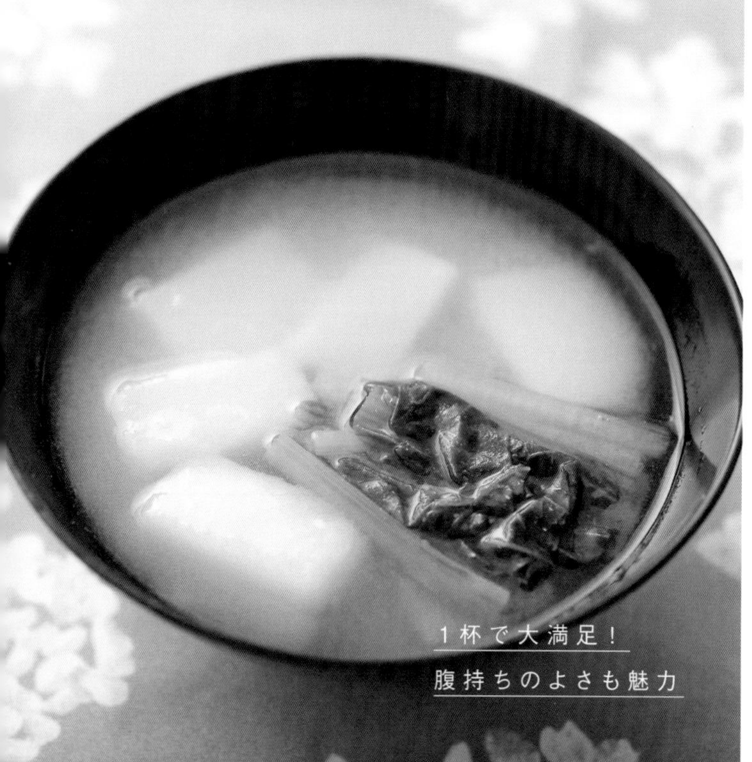

1杯で大満足！
腹持ちのよさも魅力

炭水化物入りの、一杯で満足できる美肌みそ汁です。たんぱく質や野菜の具もたっぷり。添加物不使用やグルテンフリーの、美肌作り向きの食材をチョイスしました。小腹がすいたときにちゃちゃっと作って召し上がれ！

マッシュルームともち麦のみそ汁

デトックス　むくみ

ゆでもち麦を使えば、調理も時短に。汁に入れてもお米のように柔らかくなりすぎず、プチプチ食感を味わえます。

材料（2人分）

マッシュルーム ---- 6個
ゆでもち麦（もち麦ミックス）
---------------------- 100 g
昆布だし ----------- 350ml
みそ ----------------- 大さじ2

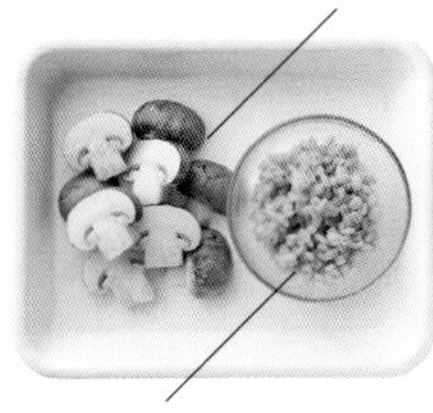

【マッシュルーム】 余分な水を押し出すカリウムが豊富。

【もち麦】 水溶性と不溶性両方の食物繊維を含有。

作り方

① マッシュルームは3等分に切る。
② 鍋に昆布だしとゆでもち麦、①を入れ、ひと煮立ちしたら弱火で3分煮る。
③ みそを溶き入れる。

もちと青菜のみそ汁

くま　美白

もちは、添加物ゼロの美肌食材。関西風のお雑煮のように、みそとの相性も抜群です。よくかむので小顔効果も期待できます。

材料（2人分）

切りもち ---------- 3個
小松菜 ------------ 1株（30 g）
昆布だし --------- 350ml
みそ --------------- 大さじ2

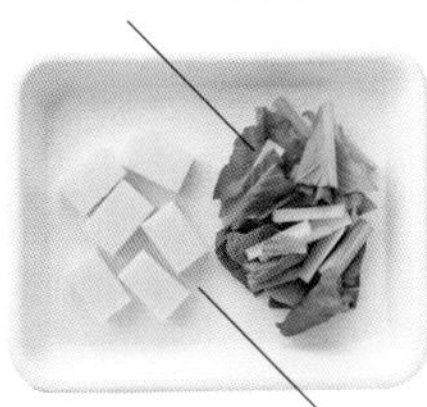

【小松菜】 鉄や、鉄の吸収を助けるビタミンCを含有。

【切りもち】 添加物ゼロの炭水化物。

作り方

① 切りもちは十文字に4等分にする。小松菜は3cm幅に切る。
② 鍋に昆布だしと切りもちを入れ、ひと煮立ちしたら弱火で3分煮る。
③ 小松菜を加えさらに2分煮たら、みそを溶き入れる。

春雨のアジアンみそ汁

たるみ　美白

みそ汁にナンプラーとライムを合わせることで、エスニックな風味に。おすすめは辛口の赤みそ。キリリと味が引き締まります。

材料（2人分）

春雨	40 g
牛切り落とし肉	80 g
紫玉ねぎ	1/4個（30 g）
ライム	半月切り4枚
昆布だし	350ml
みそ	大さじ1
ナンプラー	大さじ1
パクチー	適量

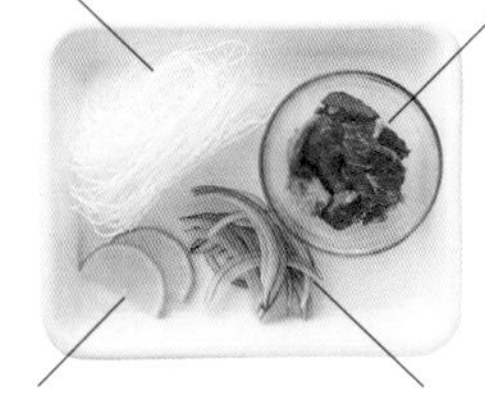

【春雨】
緑豆やいも由来の炭水化物を含有。

【牛切り落とし肉】
たんぱく質が豊富。

【ライム】
ビタミンCがギッシリ。

【紫玉ねぎ】
抗酸化力が高いアントシアニンを含有。

作り方

① 春雨は沸騰した湯で3分ゆで、器に盛る。
② 鍋に昆布だしを入れひと煮立ちさせたら、牛切り落とし肉を入れ火を通しアクを取る。紫玉ねぎを加え弱火で1分煮る。
③ みそを溶き入れ、ナンプラーを加える。春雨を入れた器によそい、ライムとパクチーを乗せる。

おうちで手軽にカフェ気分♪

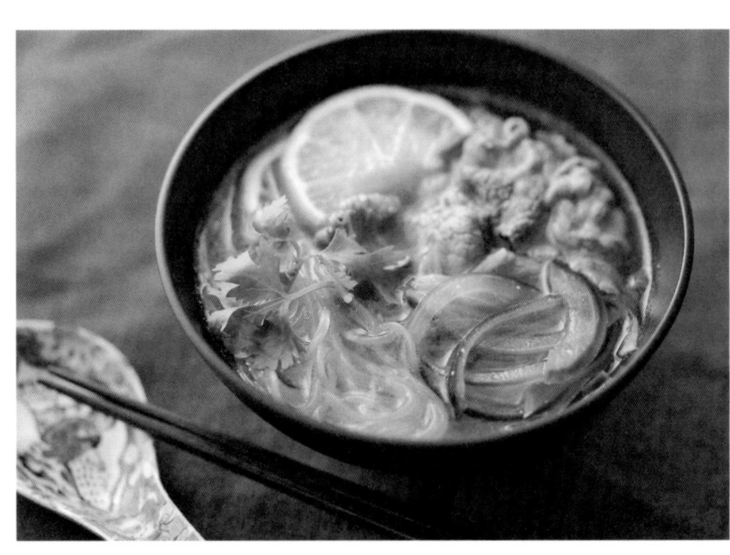

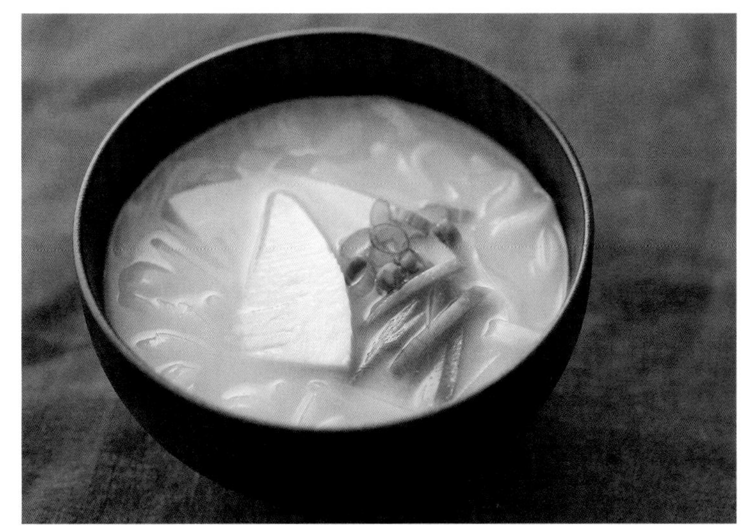

白みそ＋めんつゆ＋昆布だしで……とんこつ味になるんです！

とんこつラーメン風みそ汁

デトックス　むくみ

白みそを使うと、とんこつ風スープがラクラク作れます。お鍋のベースにもおすすめ。フォーはスープの絡みもバッチリです。

材料（2人分）

フォー（米粉麺）……80g
ゆでたけのこ……50g
A　白みそ……大さじ4
　おろしにんにく……小さじ1/2
　めんつゆ……大さじ1
　昆布だし……350ml
青ねぎ……1本
紅しょうが……適量

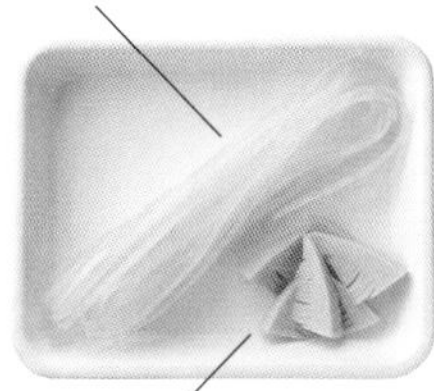

【フォー】
米粉でできたグルテンフリー麺。

【たけのこ】
食物繊維＆カリウムが豊富。

作り方

① フォーはぬるま湯に15分つける。ゆでたけのこは食べやすい大きさに切ってゆでこぼす。
② 鍋にAとフォーを入れて強火にかけ、ひと煮立ちしたら弱火で5分煮る。
③ 器によそい、たけのこ、小口切りにした青ねぎ、紅しょうがを乗せる。

材料を**準備**したらほぼ完成

レンチンだけで作れるおかず美肌みそ汁

耐熱容器に材料を入れてレンジでチンするだけ。鍋を用意しなくてもOKの美肌みそ汁です。火加減の調整や、煮込みすぎの心配がないので、料理が苦手でも失敗知らずに作れるのがうれしいところ。調理後の洗い物も少なくすみます。

レンチンだけで麻婆が完成！
ごはんが進むしっかり味

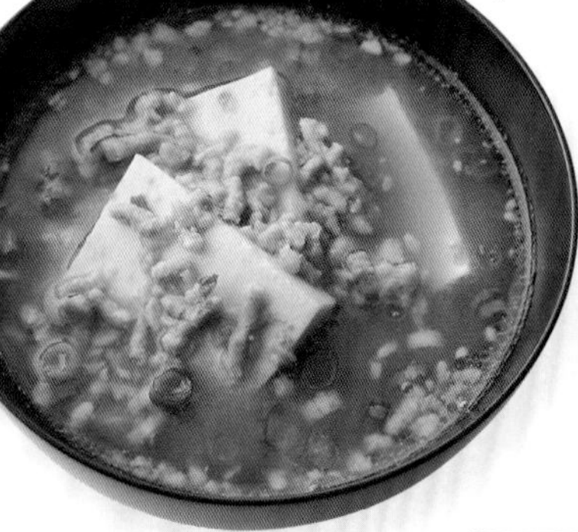

麻婆みそ汁

しわ　たるみ

材料（2人分）

- **絹豆腐** …… 200g
- A
  - **豚ひき肉** …… 60g
  - おろしにんにく …… 小さじ1
  - おろししょうが …… 小さじ1
  - 豆板醤 …… 小さじ1/2
  - 昆布だし …… 300ml
  - みそ …… 大さじ2
- 青ねぎ …… 1本

作り方

① 絹豆腐は食べやすい大きさに切る。青ねぎは小口切りにする。
② 耐熱容器にAを入れて混ぜ、ふんわりラップをしてレンジで2分加熱する。絹豆腐を加え、さらに1分加熱する。
③ 器によそい、青ねぎをちらす。

相性抜群のじゃがいもと
ローズマリーをみそ汁で

じゃがいもとローズマリーのみそ汁

たるみ

材料（2人分）

- **じゃがいも** …… 中2個（200g）
- **ローズマリー** …… 小2本
- 昆布だし …… 300ml
- みそ …… 大さじ2

作り方

① じゃがいもは芽を取り皮つきのまま4等分に切る。
② 耐熱容器に①と水小さじ1を入れ、ふんわりラップをしてレンジで3分加熱する。
③ 昆布だしを注いでローズマリーを入れ、さらに2分加熱したら、みそを溶き入れる。

なすとみょうがのみそ汁

むくみ　美白

材料（2人分）

なす……2本
みょうが……1本
青ねぎ……1本
なたね油……小さじ2
昆布だし……300ml
みそ……大さじ2

作り方

① なすは縦半分に切り格子状に細かく切り込みを入れ、半分に切る。
② なすを耐熱容器に入れ、なたね油を回しかけてふんわりラップをしてレンジで3分加熱する。
③ ②に昆布だしを注ぎさらに2分加熱し、みそを溶き入れる。器によそい、小口切りにしたみょうがと青ねぎをちらす。

抗酸化力抜群のなすに
カリウムたっぷりの
みょうがを合わせて

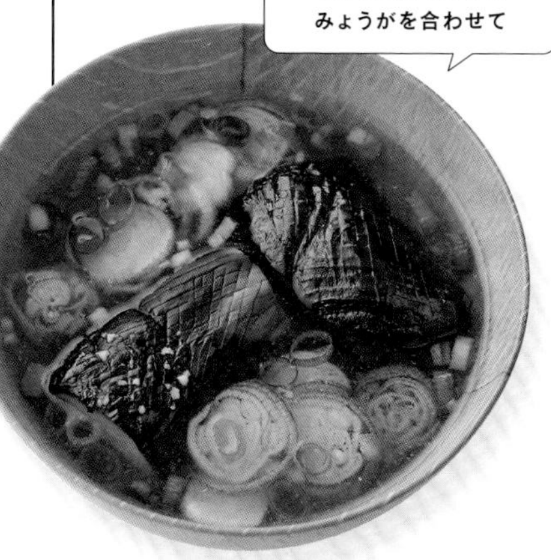

半熟落とし卵のみそ汁

しわ　たるみ

材料（2人分）

卵……2個
ブロッコリースプラウト……1/4パック（5g）
A　水……200ml
　　酢……小さじ1
昆布だし……300ml
みそ……大さじ2

作り方

① ココットなど深めの耐熱容器にAを半量ずつ入れ軽く混ぜ、卵を1個ずつそっと割り入れる。
② ふんわりラップをしてレンジで1個ずつ1～1分半加熱する。卵を大きめのスプーンですくって完成用の器に移し、ブロッコリースプラウトを盛る。
③ 別の耐熱容器に昆布だしを入れ、レンジで2分加熱したらみそを溶き入れ②に注ぐ。

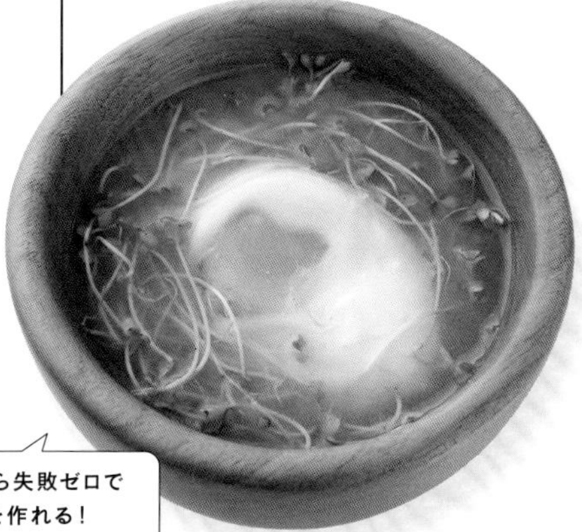

レンチンなら失敗ゼロで
半熟卵を作れる！

COLUMN

みそ以外の調味料も〝美肌目線〟で選ぼう

美肌のためには、油やみりんなどみそ以外の調味料も食品添加物を多く含むものはなるべく避けたいところです。選ぶコツは昔ながらの製法で作っているもの。昔ながらの製法を用いている商品は、添加物を使わない傾向があるからです。例えば油であれば、溶剤による抽出製法ではなく「圧搾製法」で作られたもの。みりんは焼酎ともち米、麹で作られた「本みりん」。酢は、米をたくさん使って酒を発酵させた「純米酢」。レシピ考案の岩木さんが愛用している商品を紹介します。

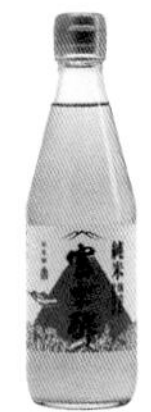

（ 酢 ）

農薬不使用の米、丹後の山から湧き出た伏流水を使用。米作りから酢ができるまでは2年。明治26年の創業から変わらぬ製法で作られている。

「純米富士酢」360ml 594円（税込）／飯尾醸造☎0772-25-0015

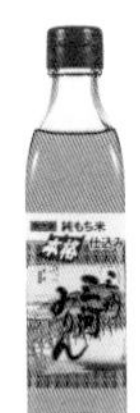

（ みりん ）

アルコール度は14度。うま味と芳醇な香りが特徴。煮詰めてシロップのように使ってもおいしい。

「三州三河みりん」300ml 539円（税込）／角谷文治郎商店☎0566-41-0748

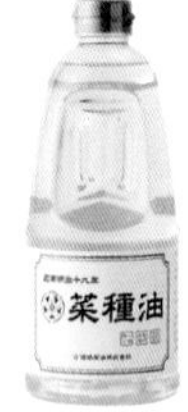

（ 油 ）

オーストラリア・カンガルー島の、遺伝子組み換えでない良質な菜種種子を厳選。伝統の圧搾&湯洗い製法で作った一番搾りの菜種油。

「石橋製油 菜種油（PET）」910g 1404円（税込）／石橋製油☎0942-88-7412

BEAUTIFUL SKIN MISO SOUP

Part 4

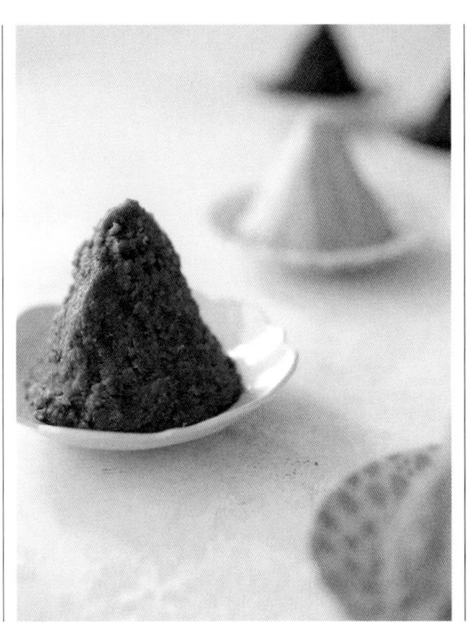

みそ汁の世界が広がる!

新感覚美肌みそ汁

みそ汁は熱々、ごはんのお供……?
そんな常識を打ち破る、冷や汁や多国籍風、
スイーツ風の美肌みそ汁です。
意外なおいしさを発見してください。

暑い日においしく食べられる

ひんやり冷たい 美肌みそ汁

ごま油が効いたチョレギサラダ風の1杯

レタスのビタミンA、C、ごまのビタミンEと、美肌に効くビタミンACEを一度に摂取。ごま油を加えて吸収率を高めます。

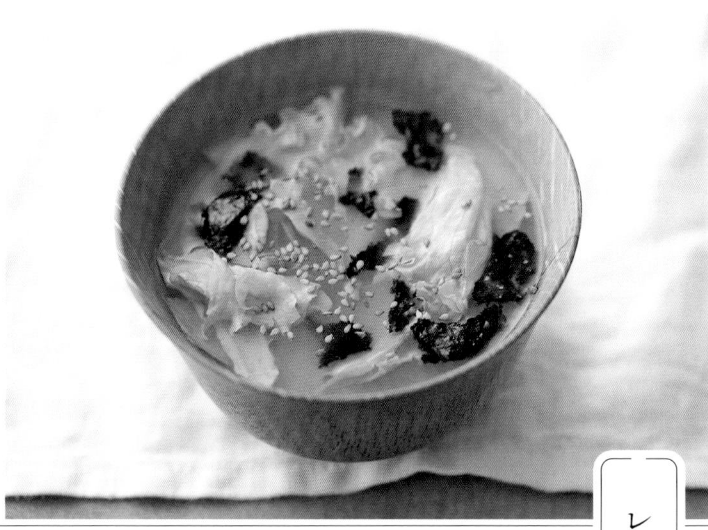

美白

吹き出物

レタスとのりのみそ汁

材料（2人分）

レタス ………… 1枚
のり ………… 1/2枚
白いりごま ………… 小さじ1/2
ごま油 ………… 小さじ1
昆布だし ………… 300ml
みそ ………… 大さじ2

【レタス】ビタミンC、βカロテンがたっぷり。

【ごま】ビタミンEを豊富に含む。

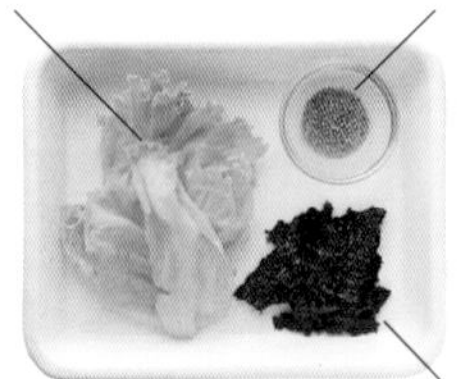

【のり】ビタミンC、鉄分など美肌栄養の宝庫！

作り方

① 昆布だしは冷蔵庫で冷やしておく。ボウルに昆布だしとごま油を入れ、みそを加えて溶く。
② レタスとのりは食べやすい大きさに手でちぎり、器に盛る。
③ ①を注ぎ白いりごまをちらす。

暑い季節は紫外線によって肌に大ダメージを受けるうえ、食欲も落ちがちです。
具だくさんの冷たい美肌みそ汁で乗り切りましょう。
みそは冷たい汁にも溶けるので加熱しなくて大丈夫。
冷や汁で食べるときはだしを濃いめに出すのがおいしさのコツです。

焼き野菜とみそが効いて冷たいのにコク深い

ゆで卵のカレー風味冷や汁

卵、おくら、パプリカはビタミンB群が豊富な食材。吹き出物対策におすすめの1杯です。スパイスパワーもプラスして肌の夏バテを防ぎましょう。

毛穴

吹き出物

材料（2人分）

ゆで卵 ------------ 2個
おくら ------------ 2本
パプリカ --------- 1/4個(40g)
オリーブ油 -------- 小さじ1
A | **カレー粉** ----- 小さじ1
　| 昆布だし ----- 300ml
　| みそ ----------- 大さじ2

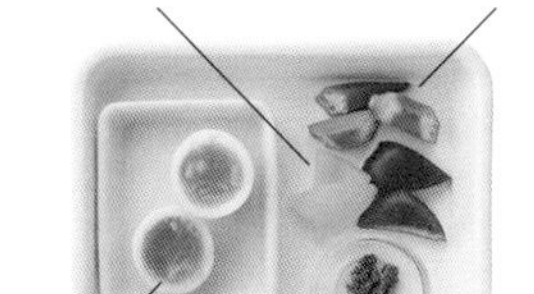

作り方

① 昆布だしは冷蔵庫で冷やしておく。ゆで卵は横半分に切る(底を薄く切ると盛りつけ時に安定)。おくらとパプリカは食べやすい大きさに切り、オリーブ油を熱した鍋で中火で2分焼き、焼き色をつける。
② ボウルにAを入れて混ぜる。
③ 器に①を盛り②を注ぐ。

美肌作りのトッピング、ごまをふんだんにふりかけて

豆腐の定番冷や汁

定番の冷や汁を簡単レシピにアレンジ。
たっぷりの豆腐とごまが、
紫外線のダメージを受けたお肌を
いやしてくれます。

しわ
たるみ
美白

材料（2人分）

木綿豆腐 ---------- 200g
きゅうり ---------- 1本（100g）
みょうが ---------- 2本
A | **白いりごま** --- 大さじ2
昆布だし ----- 300ml
みそ ---------- 大さじ2

【豆腐】
たんぱく質や
大豆イソフラボンを含有。
【きゅうり】
むくみ排出の
カリウムが豊富。
【ごま】くすみ退治の
ビタミンEがたっぷり。
【みょうが】
カリウムなどの
ミネラルを含有。

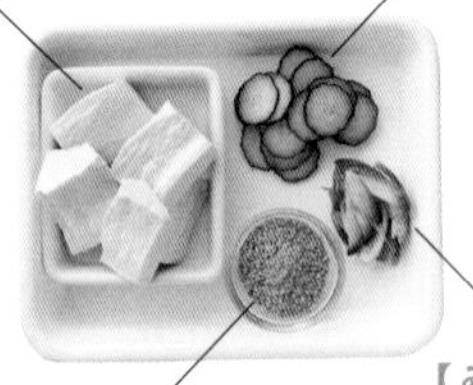

作り方

① 昆布だしは冷蔵庫で冷やしておく。木綿豆腐は手で割り器に盛る。きゅうりは薄い輪切りに、みょうがは縦半分に切ってから斜め薄切りにする。
② ボウルにAを入れて混ぜ、きゅうりとみょうがを加える。
③ 木綿豆腐を盛った器に②をよそう。

トマトとの梅干しの抗酸化パワーで肌の白さを取り戻す

豚肉とトマトの梅冷や汁

豚肉と梅干しは疲労回復のお助け食材。食欲がない日でも食べやすく、疲れた体と肌を元気にしてくれます。トマトと梅干しの酸味がみそとマッチ。

しわ
たるみ
美白

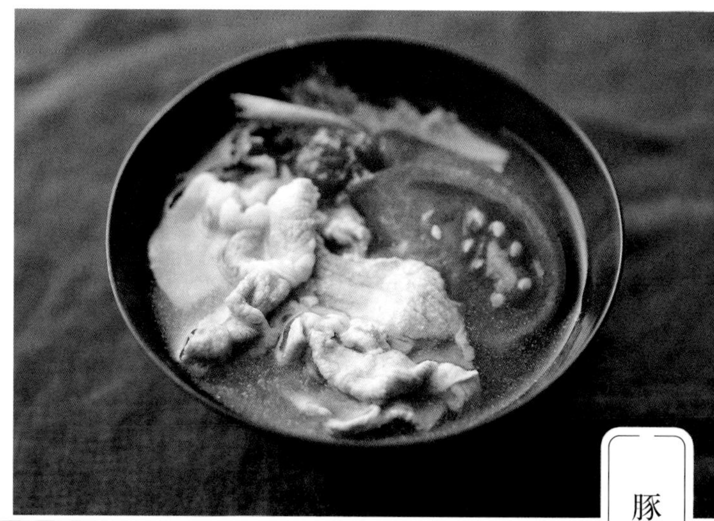

材料 （2人分）

豚しゃぶ肉 ------- 80g
トマト ------------- 中1/2個（60g）
梅干し ------------- 2個
水菜 --------------- 適量
A｜昆布だし ----- 300ml
　｜みそ ----------- 大さじ2

【豚肉】たんぱく質やビタミンB群が豊富。

【トマト】抗酸化力抜群のリコピンを含有。

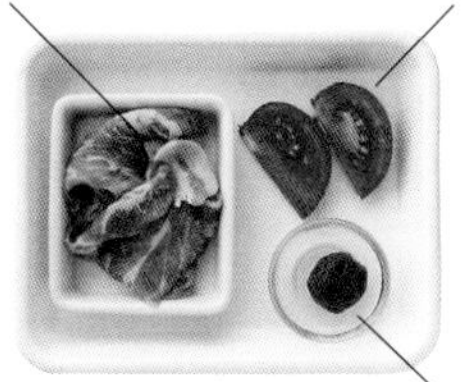

【梅干し】活性酸素と戦うクエン酸含有。

作り方

① 昆布だしは冷蔵庫で冷やしておく。水500ml、酒大さじ1（各分量外）を鍋に入れて沸騰させ、豚肉を20秒ゆでてザルに取って冷ます。トマトは4等分のくし形切り、梅干しは種を取り包丁でたたいてペースト状にする。水菜は3cm幅に切る。
② トマトと豚肉を器に盛る。
③ ボウルにAを入れてよく混ぜて②の器に注ぎ、水菜と梅干しを乗せる。

昆布だしをチェンジして多国籍風の味つけに！

ベースアレンジ　美肌みそ汁

肌にうれしい薬膳スープをお手軽に

サムゲタン風薬膳みそ汁

鶏皮から出たコラーゲンがたっぷり。
みそは味つけだけではなく
コクと風味をもたらす
名脇役としても活躍します。

毛穴
吹き出物
むくみ

材料（2人分）

鶏もも肉	80g
チンゲンサイ	小1/2株（80g）
クコの実	6個
酒	小さじ1
A　鶏ガラスープの素	小さじ1
A　水	350ml
みそ	大さじ1

【鶏もも肉】たんぱく質とコラーゲンが豊富。

【チンゲンサイ】βカロテンやカリウムがたっぷり。

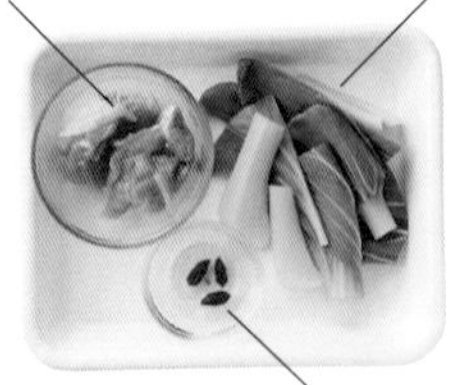

【クコの実】不老長寿の薬と呼ばれる。ビタミン＆ミネラルの宝庫。

作り方

① 鶏もも肉は4等分に切り、酒をふってもみ込む。チンゲンサイは縦半分に切ってから長さを3等分に切る。
② 鍋に鶏もも肉とAを入れて強火にかけ、ひと煮立ちしたら弱火で3分煮る。
③ チンゲンサイとクコの実を加え、弱火で2分煮てみそを溶き入れる。

みそは昆布だし以外とも相性抜群。鶏ガラスープと合わせると中華風、
トマトジュースと合わせるとスペイン風というように、
多国籍な味わいに変身します。「これがみそ汁!?」という驚きを楽しんで。

みそコーンスープ

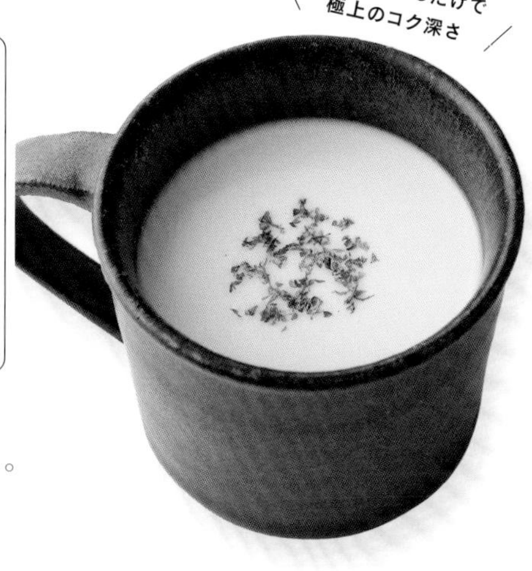

混ぜて温めるだけで極上のコク深さ

くま　美白

材料（2人分）

A
- **コーン缶**（クリーム）…… 150 g
- **牛乳** …… 150ml
- みそ …… 大さじ1

パセリ …… 適量

作り方

① 鍋にAを入れて混ぜ、中火にかけて温める。
② 器によそい、パセリをちらす。

トマトみそシチュー

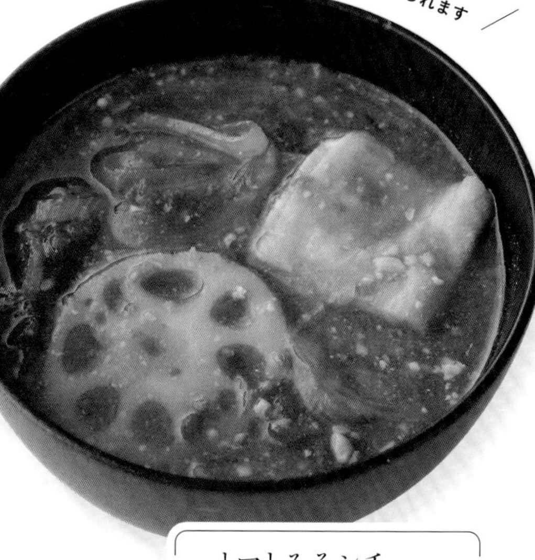

トマトは美肌の強い味方。缶詰を使えば手軽に食べられます

美白　むくみ

材料（2人分）

- **ホールトマト缶** …… 150 g
- **れんこん** …… 30 g
- 玉ねぎ …… 1/4個（50 g）
- 油揚げ …… 1/2枚
- 昆布だし …… 200ml
- みそ …… 大さじ1

作り方

① ホールトマト缶は実を大きめにつぶす。れんこんは輪切り、玉ねぎは薄切り、油揚げは十文字に切る。
② 鍋に昆布だしと①を入れて強火にかけ、ひと煮立ちしたら弱火で10分煮る。
③ みそを溶き入れる。

みそと豆乳のW大豆パワーでハリツヤアップ

豆乳のみそスープ

お酢が効いたさっぱり仕立て。ごま油が香ばしく、食欲をそそります。豆乳は加熱しすぎると分離するので温めは湯気が立つ程度に。

しわ
毛穴
吹き出物

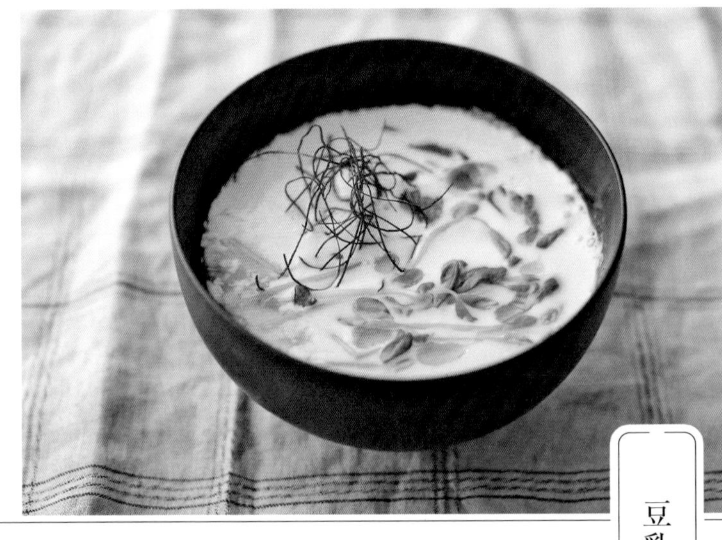

材料（2人分）

豆苗 ---------- 1/6パック
A | **無調整豆乳** - 400ml
　| みそ ---------- 大さじ2
酢 ---------- 大さじ2
糸唐辛子 ---------- 適量
ごま油 ---------- 小さじ2

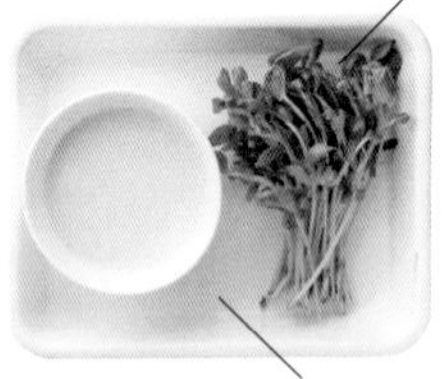

【豆苗】吹き出物を撃退するビタミンB群が豊富。

【豆乳】たんぱく質や抗酸化力抜群のサポニンを含有。

作り方

① 豆苗は沸騰した湯で30秒ゆでザルに取る。
② 鍋にAを入れて混ぜ、中火で湯気が立つ程度まで温める。
③ 器に酢を入れ、②をよそう。①と糸唐辛子を乗せ、ごま油を垂らす。

アーモンドミルクの
甘さにピリ辛
しょうががマッチ

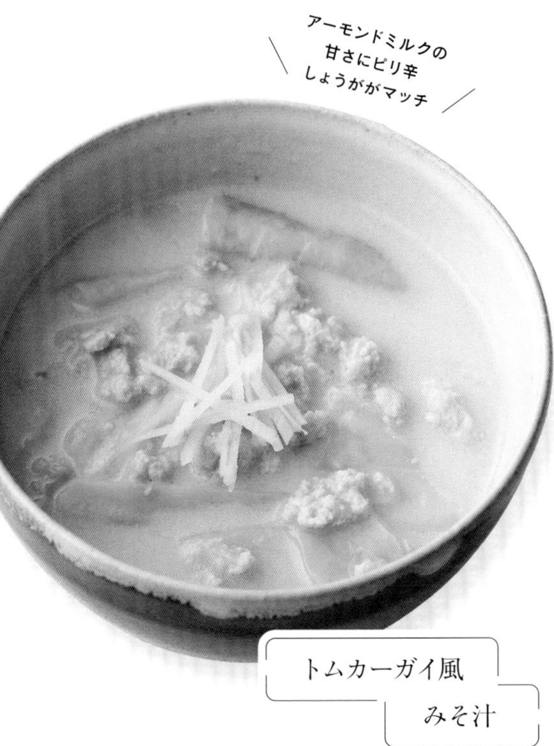

トムカーガイ風 みそ汁

くま　美白

材料（2人分）

鶏ひき肉 ------------ 60ｇ
キャベツ ------------ 1/2枚
A｜**アーモンドミルク**（無糖）------------ 300ml
｜しょうが -------- 1かけ
｜酒 ------------ 大さじ3
｜レモン汁 ------- 大さじ1
みそ ------------ 大さじ2

作り方

① キャベツは食べやすい大きさに手でちぎる。しょうがは千切りにする。
② 鍋に鶏ひき肉、キャベツ、酒を入れて中火にかけ、鶏ひき肉の色が変わるまで火を通す。
③ Aを入れてひと煮立ちしたら弱火にしてみそを溶き入れる。器によそい、しょうがを乗せる。

ホットガスパチョ

美白　むくみ

材料（2人分）

きゅうり ------------ 1本（100ｇ）
トマトジュース ----- 100ml
おろしにんにく ---- 小さじ1
水 ------------ 100ml
みそ ------------ 大さじ1

作り方

① きゅうりはすりおろす。
② 鍋に材料をすべて入れ、混ぜながら温める。

ホットでも冷やしても
おいしい「飲むサラダ」

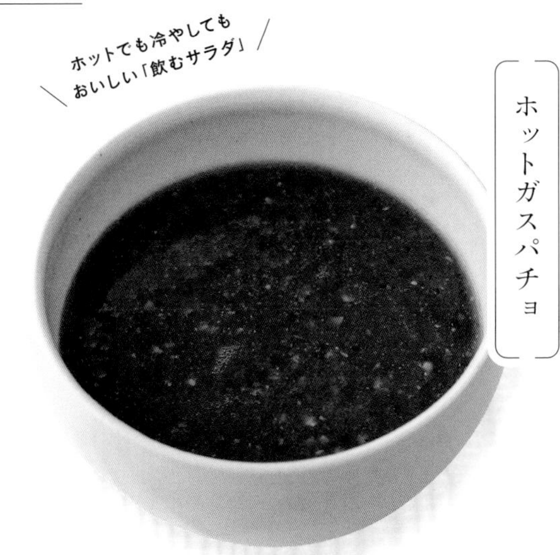

フルーツやチョコとグッドマッチング！

スイーツ風 美肌みそ汁

フルーツヨーグルト
のような
さわやかな酸味
ラズベリーの
みそ汁

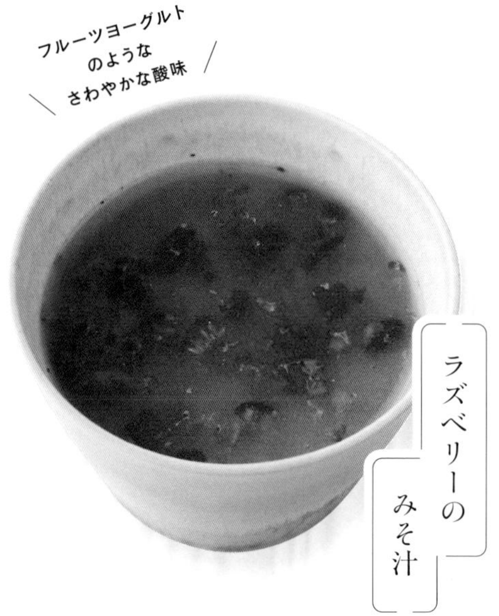

美白

材料（2人分）

ラズベリー …… 12粒
昆布だし …… 300ml
みそ …… 大さじ2

作り方

① ラズベリーは細かく刻む。
② 昆布だしにみそを入れて溶き、①を加える。

美白 むくみ

材料（2人分）

バナナ …… 1本（150 g）
シナモン …… 適量
みそ …… 小さじ2
牛乳（無調整豆乳でもOK） …… 160ml
ミント（好みで） …… 適量

作り方

① バナナは1/3本を6等分の輪切りにする。
② 残りのバナナをボウルに入れ、フォークでつぶす。みそを入れて混ぜ、牛乳を加える。
③ 器によそい、輪切りのバナナとミントを乗せシナモンをふる。

まるで塩キャラメル！
やさしい甘じょっぱさ
バナナみそ
キャラメル風

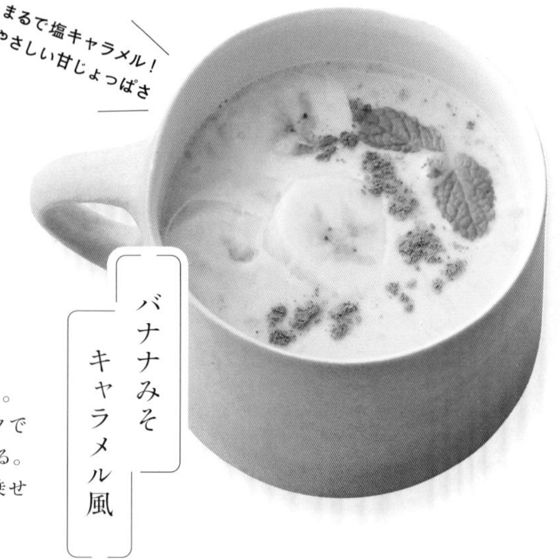

みそ汁とスイーツは別世界の食べもののようですが、
和菓子の「みそあん」のように、実は親和性が高い組み合わせ。
ほどよい塩気が甘さを引き立てる、大人スイーツのみそ汁をご紹介。
朝食やティータイムにお試しください。

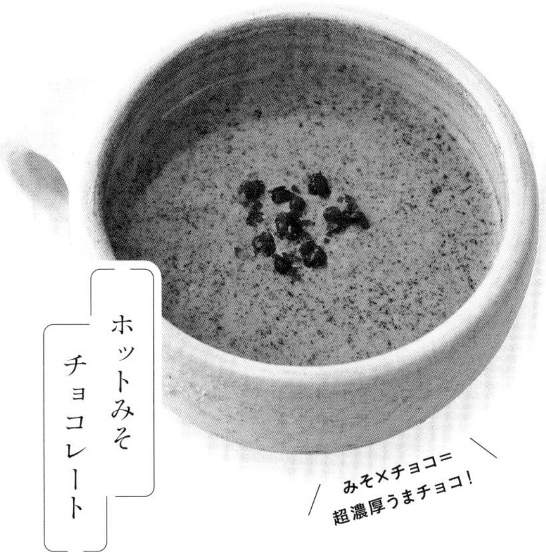

ホットみそチョコレート

みそ×チョコ＝
超濃厚うまチョコ！

美白

材料（2人分）

A | **チョコレート**（カカオ75%以上が◎）……20g
砂糖……大さじ1
みそ……大さじ1

牛乳（無調整豆乳でもOK）……300ml
ピンクペッパー（好みで）……適量

作り方

① 鍋に牛乳を入れて中火にかけ、温まったらAを加えて溶かす。
② 器によそい、ピンクペッパーを軽くつぶして乗せる。

みそアップルジンジャー

りんごのカリウムと
しょうがの血行促進パワーで
むくみがスッキリ

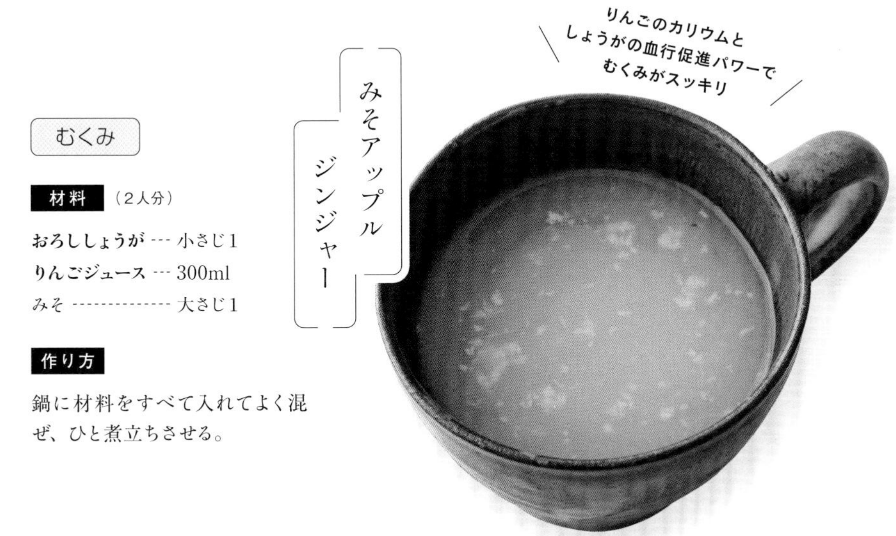

むくみ

材料（2人分）

おろししょうが……小さじ1
りんごジュース……300ml
みそ……大さじ1

作り方

鍋に材料をすべて入れてよく混ぜ、ひと煮立ちさせる。

ARRANGE IDEA

4

みそ汁だけじゃない みそのおいしい活用法

少人数の家庭では「なかなかみそが減らない」というお悩みも。みそはコクや香り、とろみを演出してくれる万能選手。いつものメニューにみそを足すと、おいしさがワンランク上がります。

みそバターの作り方

（2人分）

バター20ｇを常温に戻し柔らかくする。みそ小さじ2といっしょにボウルに入れてよく混ぜる。

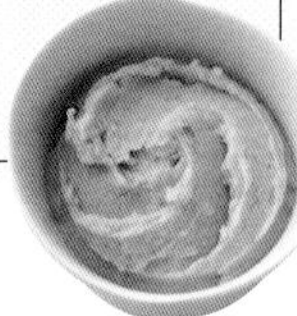

バター代わりのスプレッドとして…

バターの塩味とコクがパワーアップ
Health is better than wealth.

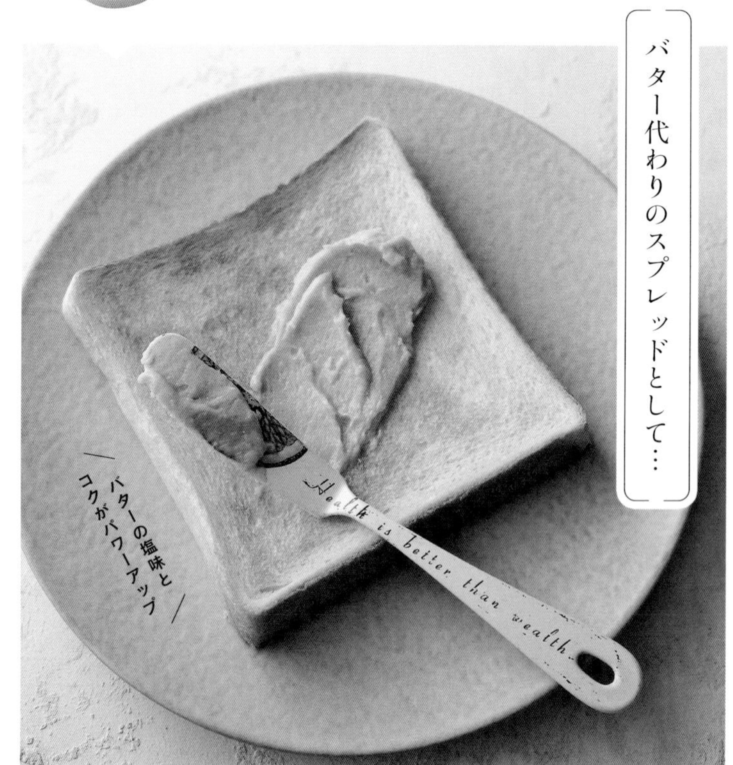

みそバタートーストの作り方

（2人分）

オーブントースターで6枚切りの食パン2枚を焼き、みそバターを塗る。

ふかしたじゃがいもや、焼きもちとの相性も抜群。ごはんにみそバターを乗せるのもおすすめです。

野菜に合わせるペーストとして…

みその粘度で野菜に味がなじみやすい

みそペーストの作り方
（2人分）

白みそ大さじ1、粒マスタード小さじ1をボウルに入れてよく混ぜる。

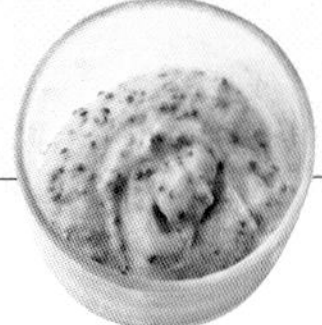

キャロットラペの作り方（2人分）

にんじん2/3本（100 g）をピーラーでリボン状にする。みそペーストとあえる。

蒸し野菜にもおすすめ。葉野菜にかけるドレッシングとして使う場合は、水大さじ1/2を加えて伸ばすと、なじみがよくなります。

肉や魚の漬けだれとして…

漬けだれの作り方
（2人分）

みそ大さじ2、みりん大さじ1をボウルに入れてよく混ぜる。

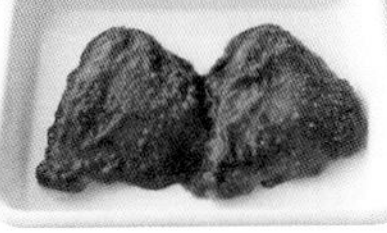

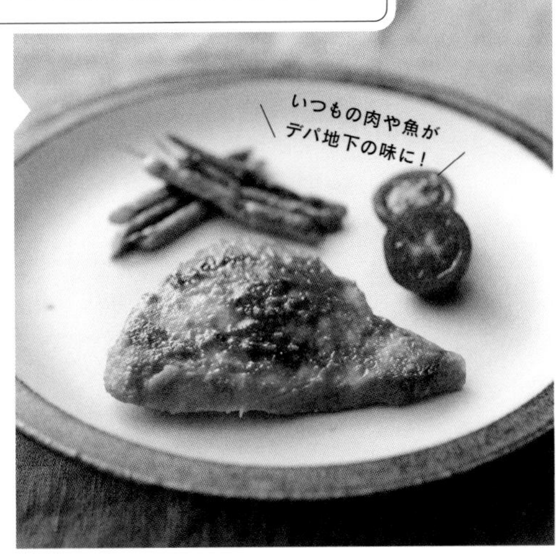

魚のみそ焼きの作り方（2人分）

① カジキマグロ（2切れ）の両面をクッキングペーパーで押さえ、水気をふく。漬けだれを両面に塗り、15分置く。

② クッキングシートをしいたフライパンに①を並べ、中火で2分、ひっくり返して弱火で3分焼く。

さけやぶりなど、ほかの魚や豚ロース肉、鶏もも肉などにも合います。いずれも漬け込み時間は15分ほどでOK！

美肌を作る生活術

美肌を作るには、「腸を活性化させる」「自律神経を安定させる」「しっかり熟睡する」などが大事。これらをかなえる生活のコツを、美肌みそ汁の医学監修者であり、「むき卵肌ドクター」として名高い、工藤あき先生に教えてもらいました。美肌みそ汁と合わせて習慣化すれば、むき卵肌も夢じゃない！

7:00

冷たい水で手を洗い自律神経を朝モードに

朝、活動モードの交感神経へスムーズに切り替えることで、自律神経のリズムが整いやすくなります。冷水を手につけて「寒冷刺激」を与え、交感神経を起こしてあげましょう。

7:30

朝食は抜かずもりもり食べる

寝る直前にボリューミーな食事をすると、胃は休まらず、便を作ることもできません。夜は軽めにすませて腹ペコで目覚め、朝食をしっかりとるのが美肌を作る食事バランスです。

7:50

いすに座るときは7秒かけて座り運動不足を解消

運動は腸活にも自律神経の安定にも効果的。生活の中に取り入れましょう。おすすめは「7秒で座る」動き。ストンと座りたくなるのをガマンしてゆっくり座ることで、背中や裏ももなど、背面の大きな筋肉を鍛えられます。

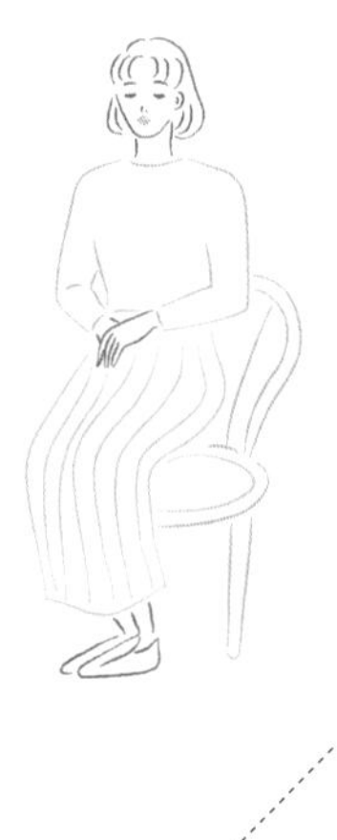

9:30

トイレタイムは考える人のポーズでスムーズにスッキリ

トイレタイムには、上体を前かがみにする「考える人」のポーズを。直腸から肛門へ向かう角度がゆるやかになり便が通過しやすくなります。いきみすぎは痔の原因に。3分でダメなら諦めて、仕切り直しましょう。

＼休日／

外に出て自然の揺らぎリズムを感じる

風で揺れる葉っぱや木漏れ日など、自然界にある揺らぎのリズムを感じると、自律神経がリラックスします。日ごろオフィスに閉じこもりがちの人ほど、積極的に外に出る機会を作って。紫外線対策をしたうえで、自然を楽しみましょう。

11:30 デスクワーク中もこまめに動いて腸の血流をキープ

座りっぱなしでいると腸の血流が悪化。さらに猫背姿勢だと腸がくの字に曲がり、腸が圧迫されます。作業の手を少し止め、いすから立ち上がり伸びをする、体をひねるなど、ちょっとした動きでOK。血行停滞を防止できます。

15:00 おやつは原始時代からあるものを食べる

スナック菓子やコンビニスイーツは食品添加物が多く、肌あれの原因に。代わりにおすすめなのが、原始時代から食べられてきたもの。くるみやナッツ、いも類は食品添加物ゼロなうえ、食物繊維などの美肌栄養素も豊富です。

18:00 スマホは目の高さで操作し、内臓&神経を守る

体重50kgの人で、頭の重さは約5kg。猫背になると負荷は3～5倍に跳ね上がります。うつむいてスマホを操作していると、背骨に沿って走る神経や腸を圧迫することに。スマホは目の高さに上げ、背筋を伸ばして操作しましょう。

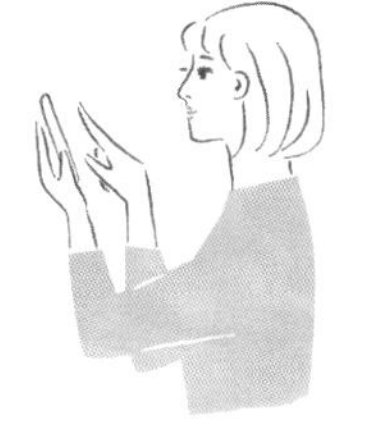

20:00 おふろは38～40度の湯船でリラックス

腸は冷えに弱いので、湯船につかって温めたいところ。ただしお湯が高温だと交感神経がたかぶり、腸は緊張。体も活動モードに入って入眠の邪魔になります。38～40度のぬるめのお湯に15分ほどつかりましょう。

23:00 右側を下。いびきをかきにくい熟睡体勢でベッドに

上向き寝だと舌根が落ちやすく、いびきをかきやすくなります。防止には、横向き寝がおすすめ。右を下にすると、重い肝臓が下になるので、ほかの臓器の負担が軽減。胃のカーブに沿って消化物も流れやすくなります。

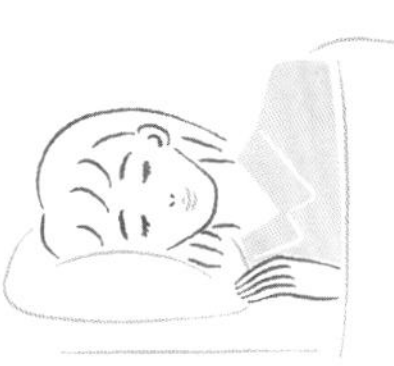

24:00 寝落ちする直前まで自分を褒める

ベッドに入って目をつむってから、嫌なことや失敗を思い返すと心が動揺。脳が覚醒して眠りが浅くなります。1人反省会は厳禁。できたことにスポットを当て、ニヤニヤしながら眠りにつくほうが、ぐっすり眠れます。

おわりに

腸は「食べ物を消化、吸収、排泄する臓器」というのが従来の考え方でしたが、近年の研究で腸内環境が生活習慣病や免疫力、認知症、がん、うつなどの精神面や美容面にまでも影響している重要な臓器だということが分かってきました。

気になっていた不調が実は腸内環境によるものだった、という可能性があるのです。

消化器内科医として日々診療にあたる中で、「腸内環境を整えることは、健康だけでなく、美容へもメリットがある」と実感し、みなさんが取り入れやすい腸活の方法を模索してきました。その結果たどり着いたのが「美肌みそ汁」です。

美肌作りには、紫外線対策やスキンケアと同じぐらい、あるいはそれ以上に、体の内側からのケアが大切です。

そして腸活は継続が基本。みそ汁は日本人になじみ深く、忙しい現代人でも日々の生活に取り入れやすい一品です。レシピの具材はどれも身近で、野菜不足をはじめとした栄養不足の解消にもひと役買ってくれます。ぜひ毎日の生活に「美肌みそ汁」取り入れて、健康と美肌を手に入れてください。

消化器内科 医師　工藤あき

頬と口のまわりに白や赤の大きなニキビ、鼻の上にはかさぶたになるほどのニキビ傷があり、鏡を見るのも写真を撮るのもイヤだった時期があります。そんな私ですが、食べ物を選ぶように心がけたら症状が改善。料理家として大切にしている「自分で実践して本当に良かったことを、誰でも実践しやすい内容にして伝えたい」
という思いを、この「1分美肌みそ汁」に詰め込みました。
みそ自体に豊富な栄養がギュッと詰まっているので、最初の一歩は昆布だしにみそを溶くだけでも十分です。それだけでも良いんです。だって、大切なのは続けることだから。
自宅のみそ専用冷蔵庫に約180種のみそたちがずらりと並んでいますが、目が合ったみそと食材でその日のみそ汁を作ります。偶然の出合いから、みそ汁という固定概念にとらわれないレシピが生まれるので、日々発見があり楽しいです。懐が深いみそ汁は、食材と一緒に気持ちも包み込んでくれます。
1分美肌みそ汁で、みその楽しみ方がぐんと広がり、毎日が温かくなるお手伝いができたら、とてもうれしいです。

実践料理研究家・みそ探訪家　岩木みさき

[撮影スタジオ]

渋谷のおうちギャラリー＆キッチンスペース
東京都渋谷区渋谷3-12-25
☎070-6986-3055
https://capeanne-shibuya.com

[スタッフ]

デザイン　月足智子
撮影　矢野宗利
スタイリング　遠藤文香
イラスト　森屋真偉子
編集協力　及川愛子

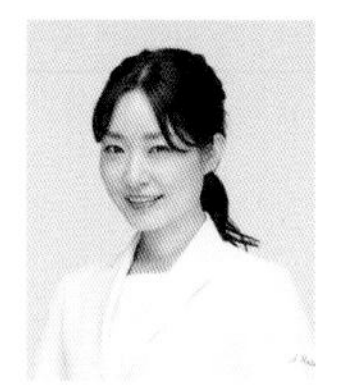

医学指導
工藤あき

工藤内科副院長。消化器内科医。腸内細菌や腸内フローラに精通し、腸活や菌活を活かした美肌・エイジングケア治療にも力を注いでいる。その肌の美しさから「むき卵肌ドクター」としても有名。『ほんまでっか!？TV』(フジテレビ)など、メディアでもおなじみ。

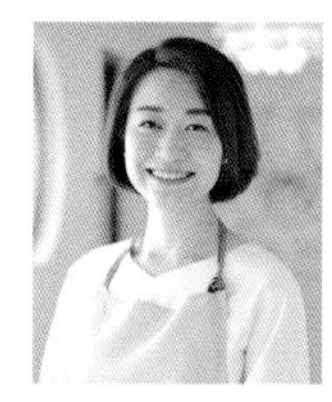

レシピ制作・栄養指導
岩木みさき

実践料理研究家。栄養士。全国のみそ蔵を訪ね歩き研究を重ねる、みそ探訪家でもある。過去にひどい肌荒れに悩み、食生活を見直すことで改善した経験を持つ。レシピ考案や商品開発、セミナー・料理教室の講師を務めるなど、幅広く活躍中。
https://www.misa-kitchen.jp/

1分 美肌みそ汁

2021年12月28日　第1刷発行

著者　工藤あき
　　　岩木みさき

発行人　中村公則
編集人　滝口勝弘
編集　彦田恵理子

発行所　株式会社学研プラス
　　　　〒141-8415　東京都品川区西五反田2-11-8
印刷所　大日本印刷株式会社
DTP　株式会社グレン

○この本に関する各種お問い合わせ先
本の内容については、下記サイトのお問い合わせフォームよりお願いします。
https://gakken-plus.co.jp/contact/
在庫については　TEL:03-6431-1250(販売部)
不良品(落丁、乱丁)については　TEL:0570-000577
学研業務センター　〒354-0045　埼玉県入間郡三芳町上富279-1
上記以外のお問い合わせは　TEL:0570-056-710(学研グループ総合案内)